遗传性视神经病变

主　编　李　杨

副主编　姜利斌

编　委（按姓氏笔画排序）

许　可　首都医科大学附属北京同仁医院
　　　　北京市眼科研究所

孙腾洋　首都医科大学附属北京同仁医院
　　　　北京市眼科研究所

李　杨　首都医科大学附属北京同仁医院
　　　　北京市眼科研究所

张晓慧　首都医科大学附属北京同仁医院
　　　　北京市眼科研究所

陈纯洁　首都医科大学附属北京同仁医院
　　　　北京市眼科研究所

姜利斌　首都医科大学附属北京同仁医院眼科中心

郭思彤　首都医科大学附属北京同仁医院眼科中心

谢　玥　首都医科大学附属北京同仁医院
　　　　北京市眼科研究所

人民卫生出版社

图书在版编目（CIP）数据

遗传性视神经病变 / 李杨主编 . —北京：人民卫生出版社，2019

ISBN 978–7–117–28822–4

Ⅰ.①遗…　Ⅱ.①李…　Ⅲ.①遗传性 – 视神经疾病 – 诊疗　Ⅳ.①R774.6

中国版本图书馆 CIP 数据核字（2019）第 177956 号

| 人卫智网 | www.ipmph.com | 医学教育、学术、考试、健康，购书智慧智能综合服务平台 |
| 人卫官网 | www.pmph.com | 人卫官方资讯发布平台 |

遗传性视神经病变

主　　编：李　杨

出版发行：人民卫生出版社（中继线 010-59780011）

地　　址：北京市朝阳区潘家园南里 19 号

邮　　编：100021

E - mail：pmph @ pmph.com

购书热线：010-59787592　010-59787584　010-65264830

印　　刷：北京盛通印刷股份有限公司

经　　销：新华书店

开　　本：710×1000　1/16　　印张：10

字　　数：185 千字

版　　次：2019 年 10 月第 1 版　2019 年 10 月第 1 版第 1 次印刷

标准书号：ISBN 978-7-117-28822-4

定　　价：88.00 元

主编简介

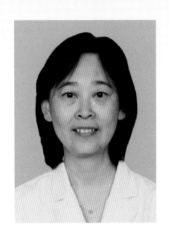

李扬,首都医科大学附属北京同仁医院眼科中心、北京市眼科研究所基础部副主任,眼分子遗传室主任、研究员、博士生导师,首都医科大学医学学士,首都医科大学眼科硕士,北京师范大学理工学博士,曾在美国新英格兰视光学院短期学习,曾受美国海伦凯勒基金会资助,先后在美国约翰霍普金斯大学威尔墨眼科研究所(Johns Hopkins University,Wilmer Eye Institute)、克里夫兰临床中心的科尔眼科研究所(Cleveland Clinic Foundation,Cole Eye Institute)从事博士后研究。主要从事遗传性眼病致病基因染色体定位、基因克隆及基因功能分析等研究。

目前承担国家重点研发项目及国家自然科学基金面上项目。曾入选北京市卫生系统高层次卫生技术人才学科带头人。在国内率先开展了多种遗传性眼病如结晶样视网膜色素变性、Usher 综合征,常染色体遗传视神经萎缩等致病基因突变分析研究,并发表相关论文多篇。率先开展了遗传性视神经萎缩等遗传性眼病的分子诊断工作。

现任中国眼科遗传联盟理事,中国医师协会眼科医师分会眼遗传病分委会副主任委员,北京医师协会葡萄膜炎与罕见病分委会副主任委员。国内多家眼科专业期刊编委或通讯编委。

遗传性视神经病变

副主编简介

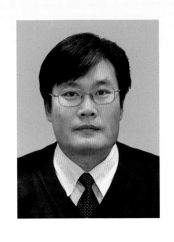

姜利斌,医学博士,首都医科大学附属北京同仁医院眼科中心主任医师,教授,博士研究生导师,现为中华医学会眼科学分会神经眼科学组副组长,中国医师协会眼科医师分会神经眼科专委会副主任委员,曾任中华医学会眼科学分会视觉生理学与视觉科学学组委员。任《国际眼科纵览》杂志编委,《中华眼底病杂志》《中华眼科杂志》《中华实验眼科杂志》通讯编委。北京市"新创工程·亦麒麟"领军人才,北京市卫生系统高层次卫生技术人才(学科骨干),北京市科技新星,北京市东城区优秀人才。美国 UC Health Eye Center,University of Colorado 访问学者,北美神经眼科学会(NANOS)国际会员。承担多项国家及省部级研究课题,发表相关文章 50 余篇,参与编写《临床眼黄斑病学》《视网膜疾病电生理诊断》等多部著作,获专利 1 项,项目"原发性开角型青光眼机制分型及新诊治模式的创建和应用"作为主要完成人获中华医学科学技术奖一等奖。临床研究领域:神经眼科学,眼眶病学,眼底病学。基础研究方向:视神经功能保护及检测。

遗传性视神经病变

遗传性视神经病变

前　言

近 20 年来,随着现代分子遗传学的发展,一代测序,二代测序乃至三代测序的广泛应用,越来越多的单基因遗传性疾病致病基因得到了确定,基因诊断已逐渐成为临床诊治过程中一项重要的检测项目。北京市眼科研究所遗传室成立于 2002 年,初期主要是对收集的各种单基因遗传性眼病患者及家系进行致病基因确定及突变分析的研究工作,随着患者样本量的不断扩大,研究结果的不断增加,我们先后在临床上开展了一些遗传性眼病致病基因突变分析的基因诊断项目,其中就包括遗传性视神经病变致病基因突变的检测。

遗传性视神经病变是由线粒体 DNA 突变或核基因组 DNA 突变导致视神经损伤的一大类疾病,其中以 Leber 遗传性视神经病变(LHON)和常染色体显性遗传性视神经萎缩(ADOA)最为常见。尽管这两种视神经萎缩由不同的基因突变所导致,但都是由于线粒体功能异常引起的视神经病变,且携带基因突变的家系都有不完全外显及临床表现度多样的特点。相对于 ADOA,LHON 是一个"古老"的疾病,于 1851 年由德国眼科医生 Theodore Leber 首次报道,大多数眼科医生可能对其也相对熟悉。由于其发病特点、临床表现与视神经炎类似,对一些不典型病例或没有明显家族史的患者进行及时正确的临床诊治还存在一定的难度。在本室进行基因检测的患者中,常能遇到因初起急性视力下降,被诊断为视神经炎,经糖皮质激素治疗无效,最终通过基因检测诊断为 LHON 的患者,这时许多患者已出现了向心性肥胖、满月脸等使用糖皮质激素副作用的临床表现。ADOA 对于多数眼科医生是一种相对陌生的遗传性视神经萎缩,1959 年由丹麦眼科医生 Poul Kjer 首先对其临床特点进行了详细描述。由于其患者具有儿童期隐匿发病、视力损伤轻、进展缓慢等临床特点,在临床中易被诊断为弱视。基于此,我们认为有必要写一本介绍这两种常见遗传性视神经病变的小册子,通过对致病基因及致病机制的描述、发病特点的概括、各种典型和不典型病例的详细描述和分析让临床医生对其有一个较全面的了解，为临床工作提供一定帮助。

对于大多数眼科临床医生，与基因诊断相关的一些分子遗传学基本概念及方法可能并不十分清楚。因此本书还介绍了单基因遗传病的遗传方式和特点、基因突变的常见类型、目前进行基因诊断的常用方法等。希望这些内容有助于临床医生正确解读基因诊断报告或结果。

另外 LHON 和 ADOA 这两种常见视神经病变都具有外显不全的特点，家系的外显情况与携带基因突变家系成员眼科临床评估程度和方法有直接的关系，因此本书还介绍了与视神经病变相关的一些必要的视功能检测，如视觉诱发电位、视野和色觉检查，希望这些内容有助于临床医生在视神经病变患者诊治过程中选择正确的视功能评价方法。

总之，这本小书是我们 10 余年临床和科研工作的总结，在工作中我们得到了许多前辈和同行的无私帮助。首先要感谢我国神经眼科前辈童绎教授，10 多年前，童教授不顾年事已高，亲自跟随我们赴北京远郊区收集了本室的第一个 ADOA 家系，开启了我们随后的一系列 ADOA 研究。我们还要感谢韦企平教授、魏世辉教授、徐全刚教授、钟勇教授、马瑾教授、施维教授、江汉秋教授、刘丽娟教授等前辈和同行对本室工作的支持与帮助。最后要感谢参与本书编写工作的同事和同学。尽管这本书几易其稿，反复修改，由于我们水平有限，肯定还有一些不当或错误之处，正所谓百密一疏，还恳请各位读者批评指正，不吝赐教。

李　杨

2019 年 7 月于北京

目 录

第一章

遗传性视神经病变分子遗传学基础

遗传性视神经病变是一类由基因突变导致的视神经疾病，可以独立存在，也可以是全身综合征的一部分，是儿童和青少年盲的一个重要原因。遗传性视神经病变的患病率约为 1/12 000~1/50 000。

按照遗传方式不同，遗传性视神经病变可分为 Leber 遗传性视神经病变（Leber's hereditary optic neuropathy，LHON）、常染色体显性遗传性视神经萎缩（autosomal dominant optic atrophy，ADOA）、常染色体隐性遗传性视神经萎缩（autosomal recessive optic atrophy，AROA）和 X 连锁隐性遗传性视神经萎缩（X-linked recessive optic atrophy，XROA），临床中以前两种最为常见。

第一节　Leber 遗传性视神经病变致病基因

LHON 由德国眼科医生 Theodore Leber 于 1851 年首次报道，遂以 Leber 命名该病，当时对该病的遗传方式及致病基因尚不清楚。曾经有很长一段时间人们认为 LHON 的遗传方式为 X 连锁（X-linked），直到 1988 年 Wallace 等人发现了第一个 LHON 相关的线粒体 DNA（mtDNA）基因的错义突变—*MTND4* 基因上 11778 位点 G>A 点突变，自此揭开了 LHON 发病的神秘面纱，开启了 LHON 线粒体疾病分子遗传学研究的新时代。LHON 是最常见的遗传性视神经病变。在欧洲北部人群中 LHON 的患病率为 1/30 000~1/50 000。在英国东北部人群中 LHON 的患病率约为 1/25 000，在澳大利亚有登记的盲人当中有 2% 是由于 LHON 所致。我国关于 LHON 患病率报告较少，中国邢台地区眼病研究发现 LHON 患病率为 1.092/100 000。

一、母系遗传及线粒体 DNA

LHON 是最常见的线粒体遗传病,即以母系遗传方式传递。母系遗传是指两个具有相对性状的亲本杂交,子代总是表现为母本性状的遗传现象,性状一般是通过细胞质中的线粒体 DNA 遗传。这是由于卵子与精子形成受精卵过程中,卵细胞通常很大,细胞质中存在大量线粒体,与卵细胞相比,精子很小,主要由细胞核构成,细胞质中线粒体很少,因此受精卵中的线粒体几乎都来自卵细胞即母体产生的配子(图 1-1)。LHON 的发生是由于 mtDNA 基因突变导致,这种母系遗传视神经病有以下特点:①患者母亲虽携带线粒体 DNA 突变,既可有视神经萎缩的表现也可表现正常;②男性患者或携带者后代均不携带相同线粒体 DNA 突变;③女性患者或携带者后代均携带相同线粒体 DNA 突变。

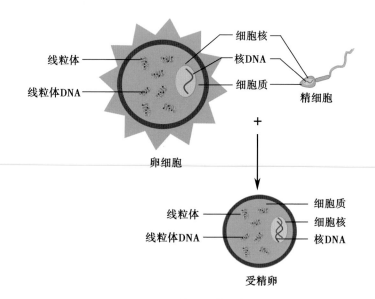

图 1-1   受精卵形成示意图

线粒体 DNA 是独立于细胞核基因组以外的一个 16.5kb 大小的环状分子,位于细胞质内,编码 22 个 tRNA,2 个 rRNA 和 13 个多肽。上述多肽主要参与构成呼吸链复合体:*ND1*、*ND2*、*ND3*、*ND4*、*ND4L*、*ND5* 和 *ND6* 七个亚基编码的多肽参与构成复合体I;*Cytb* 亚基编码的多肽参与构成复合体III;*CO1*、*CO2* 和 *CO3* 三个亚基编码的多肽参与构成复合体VI,*ATPase6* 和 *ATPase8* 两个亚基编码的多肽参与构成复合体V(表 1-1 和图 1-2)。

表 1-1 线粒体编码的 13 种多肽 mtDNA 起止位置及其在呼吸链中的作用

亚基名称	起始位置	终止位置	多肽功能	复合体功能
ND1	3307	4262	参与构成复合体 I（又称 NADH 脱氢酶或 NADH- 辅酶 Q 氧化还原酶）	NADH 呼吸链反应的组成部分，其功能是把来自 NADH 的电子传递给辅酶 Q
ND2	4470	5511		
ND3	10059	10404		
ND4L	10470	10766		
ND4	10760	12137		
ND5	12337	14148		
ND6	14149	14673		
CYB	14747	15887	参与构成复合体 III（又称辅酶 Q 细胞色素 C 还原酶）	NADH 呼吸链和 FADH2 呼吸链反应的组成部分，其功能是把来自辅酶 Q 的电子传递给细胞色素 C
CO1	5904	7445	参与构成复合体 VI（又称细胞色素 C 氧化酶）	NADH 呼吸链和 FADH2 呼吸链反应的组成部分，其功能是把来自细胞色素 C 的电子传递给氧气
CO2	7586	8269		
CO3	9207	9990		
ATP8	8366	8572	参与构成复合体 V（又称 ATP 合成酶）	催化 ADP 与 Pi 反应合成 ATP
ATP6	8527	9207		

二、mtDNA 突变

（一）mtDNA 原发突变

自 1988 年 Wallace 等人发现了第一个 LHON 的 mtDNA 原发突变(mtDNA primary mutations) *MTND4* 基因点突变 m.11778G>A 以后，又发现了另外两个原发突变即 *MTND1* 基因的 m.3460G>A 和 *MTND6* 基因的 m.14484T>C。这 3 点原发突变分别位于线粒体呼吸链复合物 I 的亚单位 4,1 和 6,氨基酸位于高度保守序列区域。这 3 个原发突变是 LHON 最常见的原发突变,在一

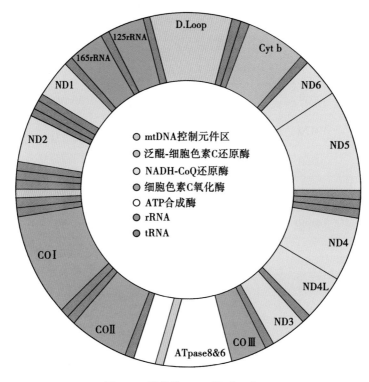

图 1-2   线粒体 DNA 组成示意图

些国家或地区约 90% 的 LHON 患者携带上述 3 种原发突变中的一种,其中携带 m.11778G>A 突变的患者最多,比例可达 60%。患者携带上述 3 点原发突变的比例在不同种族或地区中有一定差异,如欧美(白种人)LHON 患者携带 m.3460G>A 和 m.14484T>C 突变的比例均为 15%,而中国 LHON 患者携带 m.3460G>A 突变比例却不足 5%。除了 3 个常见原发 mtDNA 突变,随后又陆续发现了多个 LHON 罕见原发 mtDNA 突变,这些突变也主要位于线粒体呼吸链复合物 I 的各个亚单位,其中亚单位 6 和 1 为突变热点区域(mutational hot spot)。约 10% 的 LHON 患者携带这些罕见原发突变。目前 MITOMAP(https://www.mitomap.org/)上已收录 38 种 LHON 原发突变(primary mutation),其中 19 个为确定的原发突变,而另外 19 个罕见突变仅在单个家系或单个患者中检测到,被定义为候选位点(表 1-2 和图 1-2)。

表 1-2　数据库（MITOMAP）收录的 LHON 相关致病原发突变

突变	突变位点	亚基	氨基酸改变	氨基酸保守性	突变频率
19 个 LHON 原发突变	m.11778G>A	*ND4*	R340H	100%	常见突变
	m.3460G>A	*ND1*	A52T	91%	
	m.14484T>C	*ND6*	M64V	31%	
	m.3376G>A	*ND1*	E24K	98%	罕见位点
	m.3635G>A		S110N	93%	
	m.3697G>A		G131S	100%	
	m.3700G>A		A112T	93%	
	m.3733G>A		E143K	100%	
	m.4171C>A		L289M	93%	
	m.10197G>A	*ND3*	A47T	96%	
	m.10663T>C	*ND4L*	V65A	89%	
	m.13051G>A	*ND5*	G239S	98%	
	m.13094T>C		V253A	100%	
	m.14459G>A	*ND6*	A72V	89%	
	m.14482C>A		M64I	31%	
	m.14482C>G		M64I	31%	
	m.14495A>G		L60S	100%	
	m.14502T>C		I58V	78%	
	m.14568C>T		G36S	87%	
19 个 LHON 候选突变	m.3472T>C	*ND1*	F56L	96%	仅在单个家系或单个案例中报道
	m.4025C>T		T240M	33%	
	m.4160T>C		L285P	100%	
	m.4640C>A	*ND2*	I57M	27%	
	m.5244G>A		G259S	100%	
	m.9101T>C	*ATP6*	I192T	13%	

续表

突变	突变位点	亚基	氨基酸改变	氨基酸保守性	突变频率
19 个 LHON 候选突变	m.9804G>A	*CO3*	A200T	93%	仅在单个家系或单个案例中报道
	m.10237T>C	*ND3*	I60T	100%	
	m.11253T>C	*ND4*	I165T	42%	
	m.11696G>A		V312I	7%	
	m.12811T>C	*ND5*	Y159H	56%	
	m.12848C>T		A171V	98%	
	m.13637A>G		Q434R	62%	
	m.13730G>A		G465E	100%	
	m.14279G>A	*ND6*	S132L	47%	
	m.14325T>C		N117D	18%	
	m.14498T>C		Y59C	98%	
	m.14596A>T		I26M	84%	
	m.14831G>A	*CYB*	A29T	42%	

北京市眼科研究所遗传室对 1 402 例可疑遗传性视神经病患者进行线粒体 DNA 突变检测,突变检出率为 42.6%,其中 79.6% 的患者携带 m.11778G>A、m.3460G>A 和 m.14484T>C 三种常见原发致病突变,13.8% 患者携带罕见原发突变,另外 6.6% 患者同时携带两个原发致病突变(表 1-3)。

表 1-3　北京市眼科研究所遗传室 LHON 患者单突变和双突变所占比例

突变		患者数量 / 个	比例	合计
单突变	常见原发突变 m.11778G>A	401	62%	79.6%
	m.14484T>C	84	13%	
	m.3460G>A	30	4.6%	
	罕见原发突变 m.11696G>A	32	5%	13.8%
	m.14502T>C	25	3.8%	
	其他 1	32	5%	

续表

突变		患者数量 / 个	比例	合计
双突变	m.11778G>A+ m.14502T>C	22	3.4%	6.6%
	m.11778G>A+ m.11696G>A	8	1.2%	
	其他 2	13	2%	
总突变合计		647	100%	100%

注：其他 1 包括 m.3635G>A、m.3733G>A、m.3736G>A、m.3866T>C、m.4160T>C、m.4171C>A、m.10680G>A、m.14459G>A 和 m.14482C>G；其他 2 包括 m.11778G>A+m.3460G>A、m.14484T>C+m.14502T>C、m.14484T>C+m.11696G>A、m.3460G>A+m.14502T>C、m.11696G>A+m.3866T>C、m.11696G>A+m.14459G>A、m.11696G>A+m.14568C>T、m.14502T>C+m.3635G>A 和 m.14502T>C+m.3733G>A

(二) mtDNA 继发突变

mtDNA 继发突变(mtDNA secondary mutations)是线粒体 DNA 中的一种序列变异(variants)，其在正常人群中的频率明显低于其在 LHON 患者中的频率。继发突变属于线粒体 DNA 的多态性(polymorphisms)，无致病性(deleterious effect)。继发突变的生物学功能和意义目前尚不明确，其是否对原发突变有增效作用导致患者临床表型加重还需进一步探讨研究。上述原发或候选突变如 m.14502T>C，m.11696G>A，m.12811T>C，有些学者认为是继发突变。随着基因检测方法的改变或测序范围的扩大，发现约 5% 的 LHON 患者携带两个或以上的原发突变，其中一个通常是 3 个常见原发突变之一，另一个则为罕见原发突变。有些学者认为这种罕见原发突变其实就是继发突变。

(三) 线粒体 DNA 突变的异质性

根据组织细胞代谢的需要，不同细胞中的线粒体数目不同(100~10 000 个)，每个线粒体通常含有 2~10 个 mtDNA，即每个细胞的线粒体中有多个拷贝数的 mtDNA。大部分 LHON 患者及其家系成员携带的 mtDNA 原发突变是同质性(homogeneity)突变，即线粒体中所有 DNA 都含有相同的点突变，但约 14%LHON 患者线粒体 DNA 中既有野生型(wild-type)正常的 mtDNA，也有含有点突变的突变型(mutant)mtDNA，形成了细胞线粒体 DNA 的异质性(heteroplasmy)(图 1-3)。一些研究结果发现携带 11778、3460 和 14484 突变患者 mtDNA 异质性的比例分别为 5.5%、40% 和 36.4%。异质性线粒体中突变型 DNA 的比例与发生视神经损害之间的关系是近年来研究的热点之一。有学者提出了"阈值说"认为突变体的比例高于 60%，才可导致视神经损伤。目

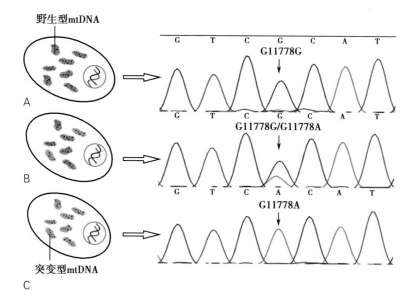

图 1-3　细胞线粒体 DNA 同质性和异质性示意图

A. 野生型同质性线粒体细胞；B. 既有野生型又有突变型的异质性线粒体的细胞；C. 突变型同质性线粒体细胞

前临床进行 LHON 分子遗传学分析的线粒体 DNA 主要来自外周血,而血细胞中 mtDNA 的异质性与视网膜神经节细胞中 mtDNA 的异质性是不同的。组织活检研究发现,有些患者血细胞中 mtDNA 突变体的比例不足 40%,而其视神经组织中 mtDNA 突变体的比例却高达 90% 以上。如果患者外周血细胞中突变型 mtDNA 比例低于 10%,那么通过常规的一代测序分析可能检测不到这种突变。

(四) 线粒体 DNA 单体型

mtDNA 发生突变的频率是核 DNA 的 10 倍,因此造成其 DNA 序列的高度多态性(polymorphisms)。mtDNA 遗传严格遵守母系遗传规律,不发生重组(recombine),150 000 年前起源自非洲的母系(female lineages) 的 mtDNA 的多态性向各个大陆连续传递。在这十几万年的进化过程中,mtDNA 序列中一些稳定的多态性变异(stable polymorphic variants)构成了 mtDNA 单体型(mtDNA haplotype),形成了线粒体进化树(mitochondrial phylogenetic tree)。按照其被发现的先后,从 A 到 Z 依次命名。各个地区人携带不同线粒体 DNA 单体型,如欧洲人 mtDNA 有 H,I,J,K,T,U,V,W 和 X 9 个 mtDNA 单体型,亚洲人有 F,C,W,M,D,N,K,U,T,A,B,C,Z,U 14 个单体型。

三、Leber 遗传性视神经病变外显不全可能发生机制

LHON 有明显的外显不全特性(incomplete penetrance),即不是所有携带 mtDNA 原发突变的个体都出现视神经损伤的临床表现。50% 携带 mtDNA 原发突变男性有视力损伤的临床表现,而仅 10% 女性有视力损伤。因此 LHON 男性患者明显多于女性,男女比例约为 5∶1。这也提示原发 mtDNA 突变是发生 LHON 的必要因素,但不足以引起视神经萎缩,还有一些其他遗传或环境因素参与了 LHON 的发病,因此许多学者认为 LHON 是多因素参与的复杂疾病(complex disease)。至于 LHON 中的这种男性性别偏好的机制尚不清楚,一直以来是 LHON 发病的一个研究热点,有些学者曾提出 X 连锁因子(X-linked factor)与原发突变共同作用导致 LHON 发生的假说,但至今也未在 X 染色体上发现可疑染色体位点或修饰基因。

(一) 线粒体 DNA 单体型与 LHON 的发生

越来越多的研究表明线粒体单体型是 LHON 发生的一个重要调控因素,线粒体单倍体型 A,B,F,J1,J2,M,M7B1′2,M10a 可增加视神经损伤发生的风险,而线粒体单体型 H 和 M8a 则对视神经具有保护作用。单体型 J 是欧洲人特异的单体型,约 10% 欧洲人的单体型为 J。欧洲人中,m.11778G>A 和 m.14484T>C 携带者如果其单体型是 J,则他们发生视神经损伤的概率明显提高,而 m.3460G>A 携带者单体型是 K,则发生视力损伤的危险性明显增高;而单体型 H 却对 m.11778G>A 携带者发生视力损伤有保护作用。我国学者研究发现单体型 M7b102 增加携带 m.11778G>A 汉族人视力损伤风险,而单体型 M8a 则对视力损伤具有保护作用;单体型 M9、M10、N9 可增加 m.14484T>C 汉族人视力损伤的外显率;单体型 A、B、M 增加 m.3460G>A 汉族携带者视力损伤的危险性。

(二) 环境诱发因素

一些分子流行病研究提示长期吸烟和饮酒是增加 mtDNA 原发突变携带者发生视神经损伤的诱发因素。体外实验也发现携带 mtDNA 突变细胞在"吸烟"的环境中其线粒体 ATP 合成明显下降,在这些细胞中也发现了更加明显的氧化损伤。因此对于 mtDNA 原发突变携带者应该强烈建议其不要吸烟和饮酒。

第二节　常染色体显性遗传性视神经萎缩致病基因

除细胞质中的线粒体 DNA 突变外,特定的核基因突变也可导致遗传性视神经病变,称为常染色体遗传性视神经萎缩(autosomal hereditary optic atrophy,

AHOA）。AHOA 患者可仅表现为视神经萎缩，也可以伴发白内障、眼外肌麻痹、耳聋、周围神经病变、心脏病等，称为遗传性视神经萎缩附加症状（AHOA plus）。通过连锁分析，目前已确定了 8 个视神经萎缩致病基因的染色体候选位点（表 1-4），其中 *OPA1* 是最早克隆确定的基因。多项研究表明 75% 以上的 ADOA 由 *OPA1* 基因突变所致。另外两个已克隆的基因为 *OPA3* 和 *TMEM126A*。

表 1-4　常染色体遗传性视神经萎缩致病基因染色体位点和
基因及其突变导致的临床表现

基因位点	染色体位置	致病基因	遗传方式	附加症状或疾病
OPA1	chr3q28-q29	*OPA1*	AD	眼肌麻痹、耳聋、周围神经病变、多发性硬化
OPA2	chrXp11.4-p11.21	致病基因未确定	X-linked	—
OPA3	chr19q13.2-q13.3	*OPA3*	AD 或 AR	白内障、周围神经病变
OPA4	chr18q12.2-q12.3	致病基因未确定	AD	—
OPA5	chr22q12.1-q13.1	致病基因未确定	AD	—
OPA6	chr8q21-q22	致病基因未确定	AR	—
OPA7	chr11q14.1-q21	*TMEM126A*	AR	耳聋、心脏病
OPA8	chr16q21-q22	致病基因未确定	AD	耳聋、心脏病

注：AD：常染色体显性遗传；AR：常染色体隐性遗传；X-linked：X 连锁遗传。

常染色体显性遗传性视神经萎缩致病基因及突变

（一）ADOA 最常见致病基因——*OPA1*

目前已克隆确定了 2 个 ADOA 的致病基因（*OPA1* 和 *OPA3*），*OPA1* 基因位于染色体 3q28-q29，由 31 个外显子组成，基因组 DNA 长达 100kb。由于外显子 4、4b、5b 剪接的差异，*OPA1* 基因可形成 8 种 mRNA 转录本，编码 924~1014 个氨基酸。*OPA1* 基因在人体各组织广泛表达，在人视网膜、脑组织、心脏、前列腺、肌肉组织表达最高，不同组织中各种转录本的表达量和比例也不相同。在视网膜和脑组织中主要表达 *OPA1* 基因转录本 1 和 4。转录本 1（NM-015560）由 29 个外显子（不包括外显子 4b 和 5b）组成，编码 960 个氨基酸。转录本 4（NM-130833）也有 29 个外显子，但不包括外显子 4 和 4b，编码 961 个氨基酸。*OPA1* 基因编码的 OPA1 蛋白是一种发动蛋白相关 GTP 酶（dynamin-related GTPase），含有 5 个功能区：N 端线粒体导向序列，N 端盘曲螺旋样结构域，GTP

酶结构域,中心发动蛋白结构域,和 C 端盘曲螺旋结构域。OPA1 是定位于线粒体内膜的线粒体塑形蛋白(mitochondria-shaping protein),主要参与调节线粒体内膜融合、维持线粒体嵴网状结构。蛋白亚型 OPA1-4(转录本 1)具有维持线粒体形态促进网状结构融合及保持膜电位的功能;蛋白亚型 OPA1-4b(转录本 3)和 OPA1-5b(转录本 4)则具有特殊的功能和蛋白构象,将细胞色素 C "限制"于线粒体内膜嵴内,调控细胞凋亡。不同组织中表达不同的 OPA1 基因 mRNA 转录本,其线粒体融合能力和抵抗细胞凋亡的能力也不同。OPA1 基因突变导致 OPA1 蛋白功能缺失可造成线粒体片段化,最终造成视网膜神经节细胞(retinal ganglion cells,RGCs)凋亡。

(二) OPA1 基因突变

截止到 2018 年 2 月 HGMD 数据库(http://www.hgmd.org)已收录 300 种 OPA1 基因突变(NM_015560.2),其中,约 7% 的突变发生在线粒体导向序列,5% 在 N 端盘曲螺旋结构域,37% 在 GTP 酶结构域,33% 在中心发动蛋白结构域,9% 在非结构域(外显子 25~26),9% 在 C 端盘曲螺旋结构域。这些突变中 25% 为错义突变(missense mutation),25% 为剪切位点突变(splice variants),29% 为小片段缺失或插入引起阅读框架移位导致编码提前终止蛋白截短突变(frameshifts mutations causing premature truncated protein),14% 为无义突变(nonsense mutation),7% 为大片段缺失 / 插入或重排(large genomic arrangement)(图 1-4A)。突变发生频率最高的两个区域是 GTP 酶结构域和中心发动蛋白结构域。在这些突变中只有少数突变(如缺失突变 c.2708-2711delTTAG)在不同种族的家系中发现,大部分突变为各家系独自携带的私有突变(private mutation)。约一半 OPA1 基因突变造成阅读框架移位导致编码提前终止,启动了真核细胞无义突变介导的 mRNA 消退反应(nonsense-mediated mRNA decay,NMD),引起 RNA 降解,不能合成相应的 OPA1 蛋白(lose of function),因此这类突变引起的机制是单倍体剂量不足(haploinsufficiency),即双倍体生物中只有一半具有正常功能的蛋白,其剂量不够其所在的组织细胞发挥正常的生物学功能。而错义突变,特别是位于 GTPase 结构域的错义突变则可能通过显性负效应(dominant negative effect),即突变蛋白对正常的野生型蛋白功能的干扰破坏产生相应病理效应。值得注意的是 NM_015560.2 并不包含 OPA1 基因 5b 外显子,该外显子位于 OPA1 基因 C 端螺旋卷曲结构域内,在此外显子内发生的特定突变会导致 OPA1 蛋白卷曲能力下降而导致 ADOA,因此进行 OPA1 基因检测时可选用转录本 8(NM-130837),即增加外显子 5b 的测序分析。北京市眼科研究所遗传室 2006 年至 2016 年 10 年间对 454 例可疑 ADOA 患者进行了 OPA1 基因突变分析,其中 105 例检测到致病突变,检出率为 23.13%。在这 105 例患者中共检出 84 种突变,包括 27 种错义突变,20 种小片段缺失 / 插

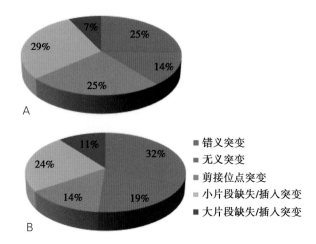

图 1-4　HGMD 和北京市眼科研究所收录的 *OPA1* 基因不同突变类型所占比例

A. HGMD；B. 北京市眼科研究所遗传室

入突变,16 种无义突变,12 种剪接位点突变,9 种大片段缺失 / 插入突变(图 1-4B),中国人剪接位点突变所占比例(14%)明显低于 HGMD 收录比例(25%),这可能是因为该网站收录各人种 *OPA1* 基因致病突变,而基因的致病突变类型比例可能因人种而异。新发突变(父母双方均不携带致病基因突变,是受精卵在发育过程中产生的自发突变)占 11%。上述 105 例先证者所携带的致病突变不是平均分布在 *OPA1* 基因的 30 个外显子上,如图 1-5 所示中国人外显子 27、外显子 2 和外显子 8 出现致病突变频次最高,其次为外显子 12 和外显子 28,而外显子 46、外显子 5、外显子 15、外显子 16 和外显子 23 未检测到致病突变。

(三) *OPA3* 基因及其突变

OPA3 基因(NM_025136)位于染色体 19q13,含有 2 个外显子,编码 179 个氨基酸。在线粒体外膜表达,其生物学功能目前还不清楚,可能参与调节线粒体的分裂过程。仅 1% 的 ADOA 患者携带 *OPA3* 单等位基因突变(即杂合突变)。北京市眼科研究所遗传室 2006 年至 2016 年 10 年间对 454 例可疑 ADOA 患者进行了 *OPA1* 基因突变分析,其中 105 例检测到致病突变,剩下的 349 例阴性患者进行了 *OPA3* 基因突变分析,仅在 2 例患者中检测到致病突变 *OPA3* 基因突变检出率为 0.8%。携带 *OPA3* 基因突变的 ADOA 患者通常伴有先天性白内障。

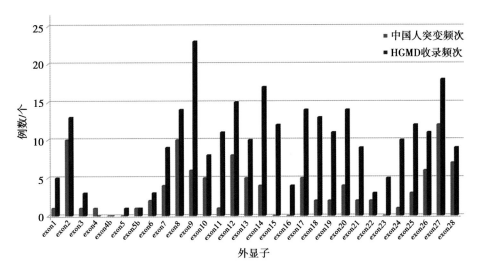

图 1-5　HGMD 收录及北京市眼科研究所检测中国人携带的 *OPA1* 基因突变在各个外显子上的分布频次

（谢　玥　李　杨　张晓慧）

补｜充｜阅｜读

1. Yu-Wai-Man P, Turnbull DM, Chinnery PF.Leber hereditary optic neuropathy. J Med Genet, 2002, 39(3):162-169.(就 LHON 分子遗传学机制进行了综述)

2. Caporali L, Maresca A, Capristo M, et al. Incomplete penetrance in mitochondrial optic neuropathies. Mitochondrion, 2017, 36:130-137.(就 LHON 外显不全可能机制进行了综述)

3. Ji Y, Zhang AM, Jia X, et al. Mitochondrial DNA Haplogroups M7b102 and M8a Affect Clinical Expression of Leber Hereditary Optic Neuropathy in Chinese Families with the m.11778G/A Mutation. Am J Hum Gene, 2008, 83(6):760-768.(报告了携带 11778 点突变中国人单体型特点)

4. Zhang J, Zhao F, Fu Q, et al. Mitochondrial haplotypes may modulate the phenotypic manifestation of the LHON-associated m.14484T>C (MT-ND6) mutation in Chinese families. Mitochondrion, 2013, 13(6):772-778.(报告了携带 14484 点突变汉族人单体型特点)

5. Ji Y, Liang M, Zhang J, et al. Mitochondrial haplotypes may modulate the phenotypic manifestation of the LHON-associated ND1 G3460A mutation in Chinese families. J Hum Gene, 2014, 59(3):134-140.(报告了携带 3460 点突变汉族人单体型特点)

6. Lenaers G, Hamel C, Delettre C, et al. Dominant optic atrophy. Orphanet J Rare Dis, 2012, 7(9):46.(对常染色体视神经萎缩相关基因进行综述)

7. Del Dotto V,Mishra P,Vidoni S,et al. OPA1 Isoforms in the Hierarchical Organization of Mitochondrial Functions. Cell Rep,2017,20,19(12):2557-2571.(介绍了 OPA1 蛋白的功能和 OPA1 蛋白 8 种转录本功能的异同点)

8. Chen J,Xu K,Zhang X,et al. Mutation screening of mitochondrial DNA as well as OPA1 and OPA3 in a Chinese cohort with suspected hereditary optic atrophy. Invest Ophthalmol Vis Sci,2014,55(10):6987-6995.(研究了国内大样本量的遗传性视神经病变基因型与表型关系)

第二章

遗传性疾病分子遗传学研究
相关知识和研究方法

第一节　人类基因组与基因

　　基因组（genome）即生物细胞中全套染色体所含DNA序列的全部组成。人类基因组是指人类细胞中DNA分子所包含的全部遗传信息，包括核基因组（nuclear genome）和线粒体基因组（mitochondrial genome）。核基因组由细胞核中22对常染色体和X、Y性染色体DNA组成，核基因组DNA大小约3 300Mb，碱基对的不同排列方式决定了DNA序列的不同功能。线粒体基因组指每个线粒体中的环形双链DNA分子，即线粒体DNA（mitochondrial DNA，mtDNA），人类线粒体DNA共有16 569个碱基对，目前已知线粒体DNA突变与人类100余种疾病相关。

　　基因是具有遗传效应的DNA片段。一个基因不仅包括编码蛋白质多肽链或RNA的核酸序列，还包括为保证转录所必需的调控序列、5′端非编码序列、内含子及3′端非翻译序列等所有核苷酸序列。真核生物基因包括编码序列（外显子）和非编码序列（内含子），编码序列被非编码序列隔开，表现为镶嵌排列的断裂形式，这种基因被称为"割裂基因（split gene）"（图2-1）。不同基因的外显子和内含子数目各不相同，共同决定了基因的大小。目前已鉴定出近3.8万个编码基因，主要分布在常染色体和性染色体上，其中1号染色体上的基因最多，Y染色体上的基因数最少，其余少数基因分布在线粒体上，仅37个编码基因。

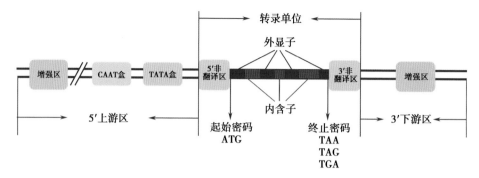

图 2-1   真核基因结构示意图

第二节   基因突变

基因是具有功能的 DNA 片段,通常情况下能够严格进行复制并保持分子结构上的稳定性,但在实际复制过程中,可能受到内部因素或外界因素的干扰而发生突变,使得碱基的排列顺序发生改变,从而改变遗传信息。由于自然界中诱变剂的作用或偶然的 DNA 复制错误引起的突变称为自发突变,自然界中高等生物的自发突变率约为 $1×10^{-10}~1×10^{-5}$。此外,人们利用物理、化学或生物手段引起的突变称为诱发突变。基因突变可以发生在编码区或非编码区,可以发生在体细胞内或生殖细胞内,生殖细胞中的突变基因通过有性生殖遗传给后代,并存在于子代的每个细胞里,从而使后代的遗传性状发生相应改变。基因变异可能导致原有功能丧失或获得,人类基因组 DNA 中最常见的变异是单核苷酸多态性(single nucleotide polymorphism,SNP),即染色体上单个核苷酸变异引起的 DNA 序列改变,其在人群中的等位基因频率常大于 1%。SNP主要分布于非编码区,但当其位于基因编码序列且引起重要部位氨基酸发生改变或位于基因调控序列时,会导致蛋白质功能异常或基因表达剂量异常,是产生表型多样性的重要因素。基因突变既是遗传变异的主要来源,也是生物进化的重要推动因素。

基因突变可以是单个碱基的替换、缺失、插入,也可为多个碱基的改变,主要包括以下几种类型(图 2-2):

(一) 点突变

指只有一个碱基对发生改变,又称碱基替换(substitution)。嘌呤和嘌呤之间或嘧啶和嘧啶之间的替换称为转换(transition),嘌呤和嘧啶之间的替换称为颠换(transversion)。

1. 同义突变(synonymous mutation)   密码子具有简并性,单个碱基发生替换后所编码的氨基酸没有发生改变,这类突变常发生在密码子的第三个碱基,

标准序列	DNA	ATG	CAG	CTG	ATC	CAG	CTG	CCC ......
	氨基酸	Met	Gln	Leu	Ile	Gln	Leu	Pro ......
同义突变	DNA	ATG	CAG	CTG	ATC	CAA	CTG	CCC ......
	氨基酸	Met	Gln	Leu	Ile	Gln	Leu	Pro ......
错义突变	DNA	ATG	CAG	CTG	ATC	CCG	CTG	CCC ......
	氨基酸	Met	Gln	Leu	Ile	Pro	Leu	Pro ......
无义突变	DNA	ATG	CAG	CTG	ATC	TAG	CTG	CCC ......
	氨基酸	Met	Gln	Leu	Ile	X	Leu	Pro ......
移码突变	DNA	ATG	CAG	CTG	ATC	CAG C	TGC	CC ......
	氨基酸	Met	Gln	Leu	Ile	Arg	Cys	......

图 2-2　常见基因突变类型示意图

大多不产生致病效应。

2. 错义突变（missense mutation）　单个碱基发生替换不仅改变了 mRNA 上特定的密码子，而且导致新合成的多肽链中的原有氨基酸被另一个氨基酸取代，从而使多肽链上氨基酸的种类发生改变，影响蛋白质的功能。这类突变常发生在密码子的第一、二个碱基。

3. 无义突变（nonsense mutation）　单个碱基发生替换导致出现终止密码子（UAA、UAG 或 UGA），多肽链的合成提前终止，形成一条不完整的多肽链。不完整的多肽链或由其参与产生的蛋白质大多失去活性或丧失正常功能，从而引起致病效应。

4. 终止码突变（terminator codon mutation）　单个碱基发生替换使得 mRNA 中的终止密码变成具有编码氨基酸功能的遗传密码子时，多肽链的合成不能正常终止，直到下一个终止密码子出现为止，因而形成超长的异常多肽链。

（二）移码突变

在 DNA 链上插入或缺失非 3 的整倍数的碱基，导致这一位置下游的 DNA 编码框全部改变，其结果是终止码提前或推迟出现。

（三）剪接位点突变

突变发生在剪接的供体、接纳体或其旁侧保守序列内，改变了 RNA 前体的剪接方式，导致产生的成熟 RNA 中外显子序列增加或缺失的突变类型。

(四) 拷贝数变异

基因组发生重排导致的长度在 1kb 以上的大片段拷贝数增加或减少称为拷贝数变异(copy number variations,CNVs)。

第三节　分子遗传学研究常用技术

一、聚合酶链式反应

聚合酶链式反应(polymerase chain reaction,PCR)技术于 1983 年由美国科学家 Kary B Mullis 提出,是一种体外 DNA 扩增技术。利用 PCR 技术可以在很短的时间内将组织、血液、细胞等来源的目的基因 DNA 片段指数倍扩增。

PCR 反应基本原理与 DNA 天然复制过程相类似,以待扩增的 DNA 片段为模板,引入一对与模板 DNA 3′末端互补的寡核苷酸片段引物,在 DNA 聚合酶的作用下,引物进行互补链的延伸,经过多次反复循环使模板 DNA 得到扩增。

PCR 反应体系五要素:模板 DNA;特异性引物(16~30bp 的寡核苷酸);DNA 聚合酶;底物(四种脱氧核苷三磷酸,dNTP);Mg^{2+}(DNA 聚合酶激活剂)。

PCR 反应基本步骤包括变性 - 退火 - 延伸三步,在一个循环过程中,变性阶段模板 DNA 在 94℃左右双链解离成为单链,随后温度降至引物最适温度,引物与变性后的单链 DNA 互补配对,引物 - 模板结合物在 DNA 聚合酶的作用下按半保留复制原理合成一条与模板 DNA 互补的新链,新链又可作为下次循环的模板,经过多次循环反应,模板 DNA 片段呈指数增加(图 2-3)。

选择合适的引物是 PCR 反应特异性的关键,引物不合适将导致非特异性扩增,PCR 扩增产物在琼脂糖凝胶电泳结果中可出现引物二聚体杂带,扩增条带弱或无条带等情况(图 2-4)。

引物设计的一般原则:①长度,一般为 15~30bp,20bp 左右最佳,长度不要超过 38bp;②退火温度(Tm 值),正反引物间 Tm 值差异一般在 2℃~5℃,小于 20bp 的引物 Tm=4×(G+C)+2×(A+T);③ GC 含量,应控制在 40%~60% 之间,上下游引物的 GC 含量不要相差太大;④避免引物之间或引物内部形成二聚体;⑤引物 3′端避免出现 3 个以上连续碱基 G 或 C。

二、核酸序列测定方法

(一) 一代测序(Sanger 测序)

即直接测序法。1977 年 Frederick Sanger 和 Walter Gilbert 等人发明了双脱氧链末端终止法的 DNA 测序技术,该技术在随后的几十年里成为最常用的

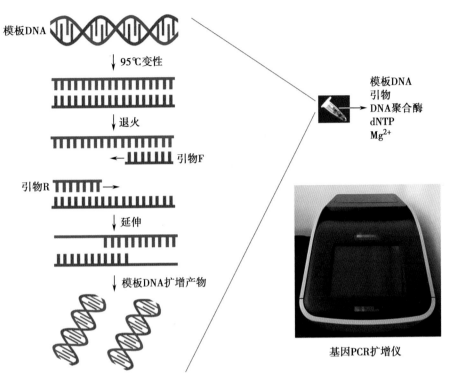

图 2-3　聚合酶链式反应扩增原理示意图

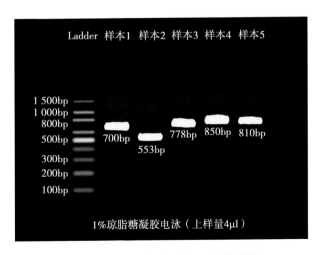

图 2-4　PCR 产物琼脂糖凝胶电泳胶图

基因测序技术。双脱氧链末端终止法又称为Sanger法,其原理是DNA模板在含有DNA聚合酶、引物、4种dNTP的反应体系中进行复制,在每一轮测序反应的引物延伸步骤中,按一定比例随机引入已被4种不同颜色荧光分别标记的双脱氧核苷三磷酸(ddATP、ddTTP、ddGTP、ddCTP),由于ddNTP缺少延伸过程所需要的3'-OH基团,当ddNTP聚合到链末端时DNA链停止延长。如此,反应体系中形成长短不一的以ddNTP为3'端的DNA片段。反应停止后,不同长度的DNA片段通过凝胶电泳进行分离,在通过毛细管时4种荧光基团被激光激发,发出不同颜色的荧光并被测序仪检测系统识别,便可获得检测片段的碱基排列顺序(图2-5)。

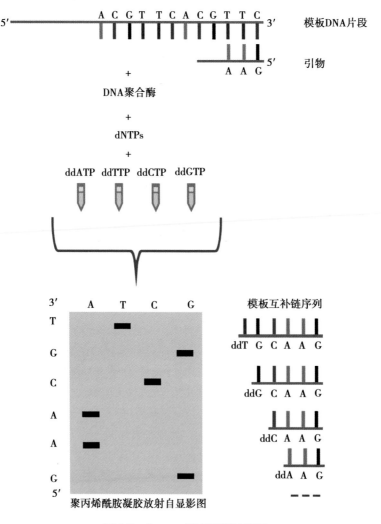

图 2-5   Sanger 测序原理示意图

Sanger 测序法的主要特点是测序读长可达 1 000bp,准确性高达 99.999%,测序结果直观便于分析,适用于遗传性视神经病变这类致病基因单一的疾病或对小样本量数据进行基因突变检测。但其测序成本高,通量低等方面的缺点限制了该测序技术的大规模应用,对于具有高度遗传异质性的疾病,候选基因数量较多,难以实现大样本量的测序。另外,Sanger 测序不能检测拷贝数异常这类基因突变。

(二) 二代测序

随着基因检测技术平台不断开发和改进,基因检测技术得到了迅猛发展。到 2005 年,以通量大、时间短、精确度高和信息量丰富为优点的二代测序(next-generation sequencing,NGS)技术应运而生,极大地提高了基因检测的检出率,并扩展了遗传性疾病在基因水平的研究范围。二代测序的技术平台主要包括 Roche-454 测序平台、Illumina-Solexa/Hiseq 测序平台和 ABI-Solid 测序平台。

1. Roche-454 测序技术　Roche 454 测序平台是基于焦磷酸测序法的高通量基因组测序系统,依靠生物发光对 DNA 序列进行检测,其测序主要包括以下步骤:构建 DNA 文库(300~800bp 单链 DNA 片段,连接特异性接头)→乳化 PCR(特异性接头与水油包裹的磁珠结合)→PCR 扩增 DNA- 磁珠结合物→焦磷酸法测序。

Roche 454 测序技术的优点在于每个测序反应独立进行,降低了测序偏差,且其测序片段较长,平均读长可达 400bp。但该测序平台也存在一个主要的缺点,即待测片段含有 PolyA 序列时无法准确判读,可能造成测序结果引入插入 / 缺失的错误。

2. Illumina-Solexa/Hiseq 测序技术　Illumina-Solexa/Hiseq 是目前应用量最大的二代测序平台,该技术以边合成边测序(sequencing by synthesis,SBS)的方式完成检测,其主要测序步骤如下:构建 DNA 文库(300~800bp 单链 DNA 片段,连接特异性接头)→桥式 PCR 扩增(在流动槽 flowcell 中进行扩增如图 2-6 所示,扩增产物为双链桥式 DNA 片段如图 2-7 所示)→测序(边合成边测序)。

Illumina-Solexa/Hiseq 测序技术每次只添加一个 dNTP,解决了无法准确判断同聚物长度(如含有 PolyA 序列)的问题。但该测序平台的不足在于分析片段较短,测序最大读长为 200~300bp,随着读长增加,错误率也会相应上升,目前该平台的错误率在 1%~1.5% 之间。

3. Solid 测序技术　该测序平台构建 DNA 文库和乳化 PCR 的方法与 Roche-454 技术类似,但使用的磁珠更小,仅 1μm。反应在一块有多个格子(tile)的玻片上进行,与 Roche-454 系统相比,每张玻片上可容纳更高密度的磁珠,提高了测序通量。

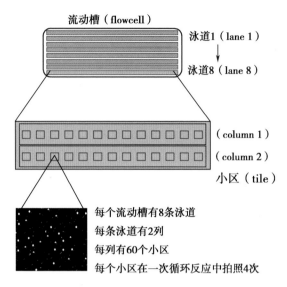

流动槽（flowcell）

泳道1（lane 1）

泳道8（lane 8）

（column 1）

（column 2）

小区（tile）

每个流动槽有8条泳道

每条泳道有2列

每列有60个小区

每个小区在一次循环反应中拍照4次

图 2-6　flowcell 示意图

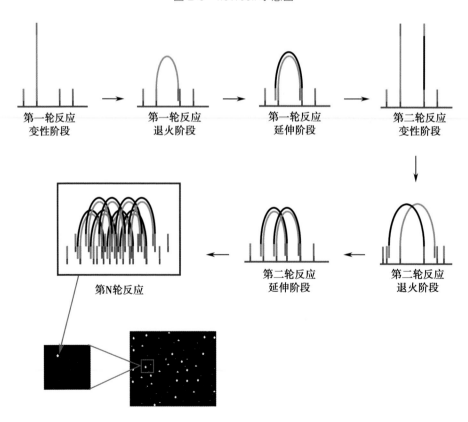

第一轮反应
变性阶段

第一轮反应
退火阶段

第一轮反应
延伸阶段

第二轮反应
变性阶段

第N轮反应

第二轮反应
延伸阶段

第二轮反应
退火阶段

图 2-7　桥式 PCR 扩增反应示意图

Solid 测序的独特之处在于使用连接酶代替了以往测序时的 DNA 聚合酶。连接反应所用底物是 8 个碱基荧光探针混合物,反应过程中,探针按照碱基互补原则与模板 DNA 配对连接,并引发该位点的荧光信号。Solid 测序技术读长为 50~75bp,精确度高达 99.94%,更适用于基因组重测序和 SNP 检测。

(三) 二代测序技术的应用

与一代测序技术相比,二代测序技术更适用于多基因大样本量的基因突变检测。根据测序范围不同,二代测序技术应用主要包括目标区域捕获测序、外显子组测序和全基因组测序。

1. 目标区域捕获测序　目标区域捕获测序(targeted-exome sequencing,TES)是针对感兴趣的基因组区域设计探针,在固相(芯片)或液相(磁珠)体系中对片段化的基因组 DNA 进行杂交,将目标区域 DNA 富集后进行高通量测序的技术手段。由于目标区域捕获测序的检测区域相对于外显子组或全基因组明显缩小,检测覆盖度更深,数据准确性更高,可获得较高的突变检出率,同时测序成本更低,特别适用于特定基因或区域的突变研究。

2. 全外显子组测序　外显子组包含了细胞内所有基因的编码核苷酸序列,人类外显子组序列约占全部基因组序列的 1%,但外显子组区域的致病突变数量占全基因组的比例高达 85%。全外显子组测序(whole-exome sequencing,WES)是针对外显子区域设计探针,在固相(芯片)或液相(磁珠)体系中对全外显子组区域的 DNA 进行杂交并富集后进行高通量测序的技术方法。WES 可以检测基因组 DNA 上所有编码区域,较 TES 检测范围更广,但仍无法覆盖启动子区、增强子区等位置的信息。该检测方法多应用于挖掘单基因遗传病的新致病基因。

3. 全基因组测序　全基因组测序(whole-genome sequencing,WGS)范围覆盖了整个基因组 DNA 序列,目前,人类全基因组序列已经确定,全基因组测序技术在研究疾病遗传基础和产前诊断方面得到广泛应用。

二代测序技术受检测范围或特殊结构区域序列本身以及不同突变类型的影响,捕获深度和覆盖度会有偏差,比如高 GC 含量区域或含有较长重复序列的区域,捕获深度会相应降低。NGS 可以检测拷贝数异常,但受捕获深度和拷贝数异常量的影响,也会有检测遗漏的情况。尽管有二代测序技术的出现,但 Sanger 测序对于致病基因明确且数量有限的单基因遗传病的基因突变检测是非常经济、高效的。目前为止,Sanger 测序仍然是基因检测的金标准,也是二代测序检测后进行突变位点确认及家系共分离验证的主要方法。

(四) 拷贝数异常检测方法

1. 多重连接探针扩增技术　多重连接探针扩增技术(multiplex ligation-

dependent probe amplification,MLPA)于 2002 年由 Schouten 等首先提出,可对 DNA 序列进行定性和半定量分析。MLPA 技术原理包括探针和目的序列 DNA 进行杂交,每个 MLPA 探针包括两个含有引物序列和特异性序列的荧光标记的寡核苷酸片段,两个寡核苷酸片段都与目的序列进行杂交,之后通过连接酶连接两部分探针(图 2-8)。连接反应具有高度特异性,只有当两个探针都与目的序列完全杂交,连接酶才能将两段探针连接成一条完整的核酸单链,每个连接产物长度都是唯一的,范围在 130~480bp。连接反应完成后,通用引物对连接产物进行扩增,扩增产物通过毛细管电泳分离并收集相应探针的扩增峰。如果目的序列存在缺失/插入突变,对应区域的探针扩增峰便会降低或增加,因此可以根据扩增峰的变化判断目的序列是否存在拷贝数异常(图 2-9)。

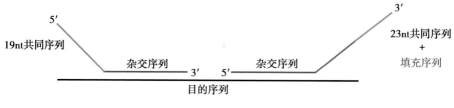

图 2-8　MLPA 探针结构示意图

　　MLPA 技术优势包括:通过选择不同特异性序列探针即可检测多种基因;其次其为多重反应,一次反应中可以检测 50 个核苷酸序列拷贝数的改变,且可以同时检测多个样本;可以检测单一外显子的缺失/插入突变。

　　MLPA 技术用于检测目的基因的缺失或重复,但不能检测未知的点突变及染色体的平衡易位。

　　2. 实时荧光定量 PCR　实时荧光定量 PCR(quantitative real-time PCR)是在 PCR 反应体系中加入荧光基团,利用荧光信号积累实时监测 PCR 扩增过程,通过标准曲线对未知 DNA 模板进行定量分析的方法。对整个反应过程进行实时、连续的监测并分析扩增过程中产生的荧光信号,随着反应时间的推移,根据监测的荧光信号可以绘制成一条曲线(图 2-10)。数据分析过程首先需要在扩增反应的指数期设定一个荧光信号的阈值(threshold),并记录每个反应管内的荧光信号到达设定阈值所需要的循环数,即 Ct 值(cycle threshold,循环阈值)。研究表明,每个模板的 Ct 值与该模板的起始拷贝数的对数存在线性关系,起始拷贝数越多,Ct 值越小。利用已知起始拷贝数的正常对照可以绘制出标准曲线,只要获得待测样品的 Ct 值,即可根据标准曲线计算出该样品的起始拷贝数。

变性、杂交

探针连接

PCR扩增连接产物

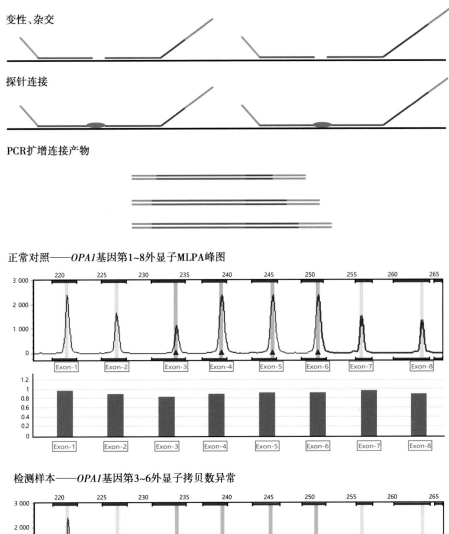

正常对照——*OPA1*基因第1~8外显子MLPA峰图

检测样本——*OPA1*基因第3~6外显子拷贝数异常

图 2-9 MLPA 反应示意图

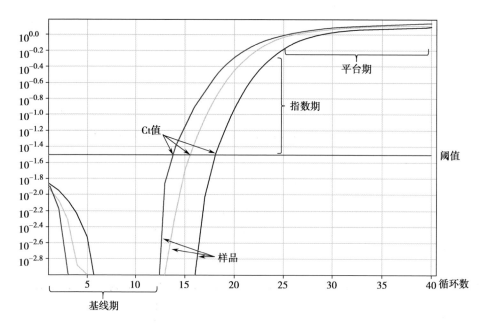

图 2-10   实时荧光定量 PCR 扩增曲线示意图

(五) 核酸提取技术

获得结构完整、纯度高的 DNA 对于后续聚合酶链式反应(PCR)实验和基因测序至关重要。经典的核酸提取方法为酚氯仿抽提法,其基本步骤包括裂解红细胞 - 裂解白细胞 - 沉淀 DNA- 清洗 DNA-DNA 溶解 - 保存。在临床科研工作中通常能够采集到的血液标本量较少,在无法获得血液样本时,可通过口腔黏膜擦拭获取 DNA。目前市场上已有多种核酸提取试剂盒,使用核酸提取试剂盒可快速高效的获得高质量 DNA,并可直接用于 PCR、Southern 杂交以及其他相关实验。

三、人类基因突变及疾病相关数据库

1. 常用核酸序列及生物学信息数据库   GenBank 数据库(https://www.ncbi.nlm.nih.gov/genbank/)、UCSC 基因组数据库(http://genome.ucsc.edu/)、MITOMAP 线粒体基因数据库(https://www.mitomap.org//MITOMAP)、OMIM 人类孟德尔遗传在线(http://www.omim.org/)、dbSNP 人类核苷酸多态性数据库(https://www.ncbi.nlm.nih.gov/SNP/)。

2. 基因突变致病性分析平台   SIFT(http://sift.jcvi.org/)根据氨基酸序列保守性和替换类型预测突变的致病性。PolyPhen2(http://genetics.bwh.harvard.edu/pph2/)依据预建蛋白质序列多重对比、蛋白质结构和功能属性等原则预测突变对蛋白质的影响。Mutation Taster（http://www.mutationtaster.org/）通过对SNP 的进化分析评估引起蛋白质功能影响的非同义突变致病性。

3. 可变剪接预测平台　Human Splicing Finder（http://www.umd.be/HSF/）、NetGene2（http://www.cbs.dtu.dk/services/NetGene2/）、BDGP（http://www.fruitfly.org/seq_tools/splice.html）。

第四节　单基因遗传病家系分析方法

一、家系图

家系图谱（pedigree）分析是医学遗传学研究中常用的图形分析方法，系谱是指某一家系中各世代成员的数目、各成员之间的亲属关系以及某种基因所表达的性状或疾病在该家系中的分布情况，按统一的形式，用国际通用符号绘制而成的示意图，又称家系图（genogram）。先证者（proband）是某个家系中首先被发现患有某种遗传病或表现出某种性状的人。家系分析需从先证者入手，进而追索到其直系和旁系亲属的数目、亲属关系及某种遗传病的分布情况。根据家系图可以推测某种遗传性状或疾病的遗传方式、遗传率，并可据此估计疾病的再显率。

对于医生而言，家系图所提供的家庭健康背景不仅可以分析某种性状或疾病的遗传方式及疾病发生的概率，同时可以根据先证者及其家庭的实际情况分析某一家庭所存在的健康问题并为其提供有效的遗传咨询。

二、家系图符号

一个完整的家系图可以系统、直观且概括性地反映先证者全面的家庭患病情况。绘制家系图时一般是从该家系中先证者开始，向上、下代延伸，使用国际通用符号表示家系成员性别及健康状况，通过线条表示家系中各个成员间的亲属关系（图 2-11）。

三、典型家系图举例

1. 母系遗传　母系遗传（maternal inheritance）特征为家系中男性患者子女 100% 不携带突变即不患病，女性患者或未发病的突变携带者的子女均可能携带突变，但不一定发病，以 Leber 遗传性视神经病变（LHON）为例，典型家系图见图 2-12。

2. 常染色体显性遗传　常染色体显性遗传（autosomal dominant inheritance）是垂直的，家系中受累者父母之一为患者，男女患病比例相同。典型家系图见图 2-13。

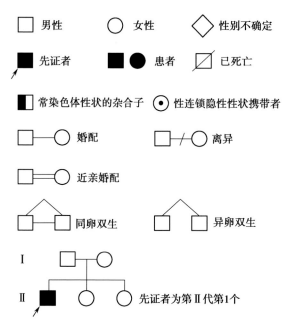

图 2-11　家系图中常见的符号及含义

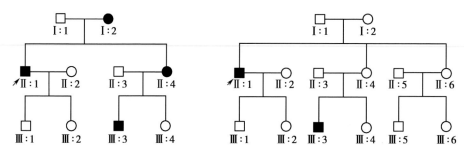

图 2-12　典型 LHON 家系图例

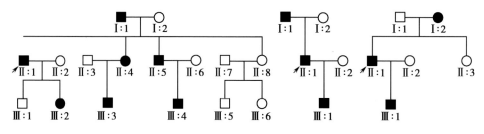

图 2-13　常染色体显性遗传家系图例

3. 常染色体隐性遗传 常染色体隐性遗传（autosomal recessive inheritance）是水平的，家系中同代个体受累，患者父母及子女均为突变携带者，男女患病比例相同。典型家系图见图 2-14。

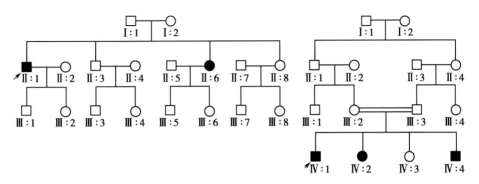

图 2-14 常染色体隐性遗传家系图例

4. X 连锁隐性遗传 X 连锁隐性遗传（X-linked recessive inheritance）的特点为交叉遗传，家系中男性受累者明显多于女性，但与常染色体显性遗传不同，男性患者的男性后代不患病。典型家系图见图 2-15。

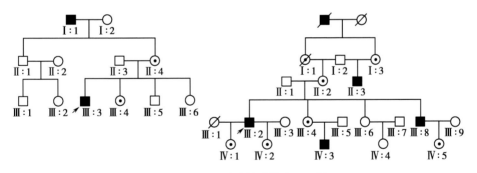

图 2-15 X 连锁隐性遗传家系图例

（许可 李杨）

补｜充｜阅｜读

1. Alekseyev YO, Fazeli R, Yang S, et al. A Next-Generation Sequencing Primer-How Does It Work and What Can It Do? Acad Pathol, 2018, 6(5):2374289518766521.（对 DNA 测序技术的发展及临床应用进行了综述）

2. Heather JM, Chain B. The sequence of sequencers: The history of sequencing DNA. Genomics, 2016, 107 (1): 1-8. (文章回顾了近50年来核酸分子检测技术的发展, 重点介绍了一些关键的发现、研究人员和特征序列)

3. Wattendorf DJ, Hadley DW. Family history: the three-generation pedigree. Am Fam Physician, 2005, 72 (3): 441-448. (介绍了家系图谱标准化符号识别, 家系图绘制、解读的方法及相关临床应用)

4. Massalska D, Bijok J, Zimowski JG, et al. Multiplex ligation-dependent probe amplification (MLPA)—new possibilities of prenatal diagnosis. Ginekol Pol, 2013, 84 (6): 461-464. (介绍了多重连接探针扩增技术MLPA在诊断非整倍体、家族性单基因障碍、胎儿标记染色体鉴定等方面的临床应用)

5. Armour JA, Barton DE, Cockburn DJ, et al. The detection of large deletions or duplications in genomic DNA. Hum Mutat, 2002, 20 (5): 325-337. (对基因大片段缺失重复检测技术方法进行了综述, 并比较了不同方法的优劣, 文章强调在突变分析过程中应重视存在大片段缺失插入重复的情况)

6. Koboldt DC, Steinberg KM, Larson DE, et al. The next-generation sequencing revolution and its impact on genomics. Cell, 2013, 155 (1): 27-38. (综述了大规模平行测序时代基因组学的现状)

第三章

Leber 遗传性视神经病变

一、一般情况

Leber 遗传性视神经病变（Leber's hereditary optic neuropathy，LHON）是一种因线粒体 DNA 突变引起的母系遗传性疾病。

1. LHON 患者的发病年龄分布特征　LHON 患者发病年龄通常在 15~35 岁，但 1~87 岁均可发病，50 岁以后发病较少见。2006 年至 2016 年北京市眼科研究所遗传室共检测到携带线粒体 DNA 致病突变的 LHON 患者 647 例，他们的发病年龄为 2~66 岁，平均发病年龄为 18.7 岁 ±9.8 岁。其中男性患者的平均发病年龄为 19.3 岁 ±9.7 岁，女性患者平均发病年龄为 15.2 岁 ±9.5 岁，女性患者发病年龄有早于男性患者的趋势。88.6%（573/647）的患者 30 岁以前发病，其中男性患者的发病年龄集中于 11~30 岁，而女性患者的则集中于 0~20 岁（图 3-1）。

2. 患者性别分布特征　LHON 患者多为男性，男女患者比例通常为 5∶1。在上述的 647 例 LHON 患者中，男女比例为 6.1∶1。

3. 家族史　LHON 是因线粒体 DNA 突变导致的疾病，为母系遗传，因此患者家系中往往有类似病史的患者。在上述的 647 例 LHON 患者中 42.5%（275/647）有明确的家族史，余下的 57.5% 为散发患者，即自述家里没有类似的患者。散发患者比例大可能与以下因素有关：首先研究中的大部分患者来自于外地，很难联系到他们的远方亲戚并进行相应的检查，因此低估了他们亲属的患病情况；另外目前每个家庭的人员构成逐步缩小，加之女性携带者外显率明显低于男性，造成了没有家族史的假象。

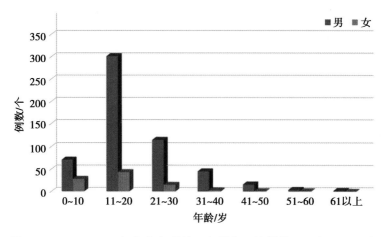

图 3-1　2006—2016 年北京市眼科研究所分子诊断的 647 名 LHON 患者发病年龄分布图

二、临床症状

LHON 患者发病为急性或亚急性、无痛性、中心视力下降。多数患者因视力下降不能矫正前来就诊,极少数患者主诉为视物遮挡、视物发暗。患者多为双眼发病,国外报道 95% 以上患者在 1 年内双眼相继发病,双眼发病时间间隔数周至数月不等,约有 1/4 患者为双眼同时发病。北京市眼科研究所研究结果显示 68.9%(346/647)的患者双眼同时发病,其中急性发作者 106 例,亚急性发作者 240 例。31.1% 的 LHON 患者双眼先后发病,双眼发病间隔数日至数年不等,我室记录到的最长间隔时间为 29 年,80% 以上患者在 1 年内双眼相继发病。

另外,极少数 LHON 患者亦可伴有全身症状。24% 的 LHON 患者视力下降同时会有头痛及眼眶不适。少数患者出现类似多发性硬化(multiple sclerosis,MS)的全身性症状,如 Uhthoff 现象,表现为运动或热浴后出现的暂时性视力下降。近年来陆续有 LHON 与 MS 叠加综合征的报道,该综合征又称 Harding 综合征,患者表现出 MS 中枢神经系统症状,基因学检查发现 LHON 相关的基因突变,或患者已明确有 LHON 的线粒体 DNA 突变,而后出现 MS 临床表现。目前对于 LHON 与 MS 叠加综合征发生机制尚存在争议,有学者认为该综合征是两种独立疾病偶然同时发生于一个个体,也有学者认为线粒体基因突变使 LHON 患者发生 MS 的易感性增高。目前也有 LHON 患者发生视神经脊髓炎(neuromyelitis optica,NMO)的个案报道。

此外有研究发现高达 9% 的 LHON 患者同时患有与之相关的心脏预激综合征。在芬兰患者中,包括 Wolff-Parkinson-White 和 Lown-Ganong-Levine 在内的预激综合征也很常见。此外有报道 LHON 患者尚可出现类似 Leigh 脑病的临床表现,包括凝视麻痹,听力下降,痉挛性共济失调,小脑共济失调,僵直,反射亢进等。

三、临床体征

1. 视力　LHON 患者视力损伤重,往往在数周内降至 0.1 或以下,严重者仅存眼前指数甚至无光感。患者的视力损害程度与其携带的基因突变有一定关系,通常携带 G11778A 突变的患者视力损害较重。

2. 瞳孔　LHON 患者视神经损伤重,但未累及含黑色素的视网膜神经节细胞,因此患者瞳孔的对光反射可正常。双眼先后发病或双眼视神经损害程度不同的患者,视力较差眼可检测出相对性传入性瞳孔障碍(relative afferent pupillary defect,RAPD)。

3. 眼底检查　LHON 患者眼底表现可分为三期:

(1) 背景期(临床前期):该期表现见于 LHON 患者视力减退初期,也可见于 LHON 家族中不发病的成员。眼底基本正常,也可表现为视盘轻度充血,小动脉扩张,神经纤维层轻度增厚。荧光素眼底血管造影(fluorescein fundus angiography,FFA)检查显示视盘无荧光素渗漏。

(2) 水肿期:患者急性视力下降,眼底表现为视盘充血和肿胀,视盘上小动脉和毛细血管扩张,神经纤维层水肿,FFA 检查显示视盘依然无荧光素渗漏(图 3-2),故为假性视盘水肿,此期眼底像比较具有特征性。

(3) 萎缩期:视盘充血和肿胀消退,视盘颞侧或整个视盘苍白,视盘表面毛细血管变细,周围血管数量减少,乳头黄斑束神经纤维薄变,且逐渐向颞上、颞下进展。随着病情发展,鼻侧视网膜神经纤维层也逐渐变薄或缺损(retinal nerve fiber layer defect,RNFLD),此期视力极度下降,中心暗点扩大。FFA 可见视网膜及视盘血管明显减少,视网膜动静脉管径缩小、比例正常,动静脉循环时间明显延长。

4. 辅助检查

(1) 电生理检查:视觉诱发电位(visual evoked potential,VEP)检查,如患者双眼同时发病,双眼图形 VEP(pattern visual evoked potential,PVEP)出现 P_{100} 波幅下降和潜伏期延长。双眼闪光 VEP(flash visual evoked potential,FVEP)表现为 P_2 波振幅降低和潜伏期延长,双眼间无明显差异。如双眼先后发病,发病眼出现图形 VEP 振幅降低和潜伏期的延长,而未发病眼 PVEP 可正常,双眼间有明显差异。携带 LHON 基因突变而未发病者 VEP 一般正常。

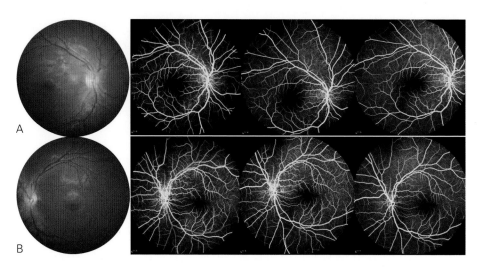

图 3-2　携带 m.11778G>A 突变男性患者水肿期眼底彩照及 FFA 检查

A、B. 携带 m.11778G>A 突变男性患者急性起病,双眼底表现为假性视盘水肿,FFA 检查显示肿胀视盘随造影时间的延长,视盘未出现荧光素的渗漏(本病例及图片由河南省立眼科医院范珂教授提供)

闪光视网膜电图(flash electroretinogram,fERG)和多焦视网膜电图(multifocal ERG,mfERG)通常无改变,但也有个别报道 LHON 家系中的患者有视锥细胞反应的降低。LHON 患者图形视网膜电流图(patern electroretinogram,PERG)会有 N50 和 N95 振幅明显降低。有一项研究提示携带 mtDNA 突变而未发病者 PERG 的 N95 可有明显改变,随诊 36 个月后 N95 振幅降低 40%,据此推测 mtDNA 突变携带者在亚临床阶段既已存在进行性视网膜神经节细胞的丢失,意味着 PERG 异常要早于视野的改变。

总体上来说,视觉电生理检查包括视觉诱发电位和视网膜电图,对 LHON 诊断和鉴别诊断的意义在于将病变部位定位于视神经,但不能明确疾病的性质和原因,也就是说通过单纯的视觉电生理检查,不能将 LHON 与其他类型视神经疾病鉴别开来。

(2) 相干光断层扫描(optical coherence tomography,OCT):水肿期,视盘周围视网膜神经纤维层(retinal nerve fiber layer,RNFL)在颞侧和下方明显增厚,随后在鼻侧和上方增厚。RNFL 增厚与线粒体损害造成 RGCs 轴突肿胀和轴浆流运输障碍有关。随后,进入萎缩期,乳头黄斑束神经纤维开始薄变,随病情发展 RNFL 广泛明显薄变。有报道发现,黄斑区视网膜神经纤维层厚度变薄要早于视盘周围神经纤维层厚度改变。因此通过 OCT 技术检测盘周和黄斑区视网膜神经纤维层厚度变化,有助于早期发现病损。

（3）视野：由于 LHON 首先侵犯乳头黄斑束神经纤维，如果患者残存视力可进行视野检查时，其视野损害主要表现为中心暗点、中心视野缺损，后可由于广泛的盘周视网膜神经纤维层受损，中心暗点逐渐扩大与生理盲点相连，形成大片的视野缺损。部分患者还会因为视力差配合欠佳，结果表现为全视野暗点等非特征性的视野改变。

（4）色觉：LHON 患者会伴有不同程度的色觉损害，仅凭色盲本检查易造成色觉异常假阴性的结果。当患者残存视力 6/60 以上时可以通过色相排列法检查视力（Farnsworth D-15 和 Lanthony D-15，详见第五章）。LHON 患者色觉损害多为红绿色觉异常，其次为全色盲，黄蓝色觉异常所占比例略小。由于部分 LHON 患者年龄小，终末视力差，有时色觉检查会出现异常无特异的情况。

（5）磁共振成像（magnetic resonance imaging，MRI）：在视神经萎缩改变前，LHON 患者的脑和眼眶的磁共振成像（MRI）通常是正常的，发生视神经萎缩后，MRI 显示视神经变细。有少数报道 LHON 患者的 MRI 呈现视神经的异常增强和视交叉扩大，而易误诊视神经炎；另外也有部分患者的眼眶 MRI 显示出受累视神经在 T2 加权像上的信号增强，但并不具有特征性。此外头颅和眼眶 MRI 检查有助于排除其他视神经疾病，如压迫性或浸润性视神经病变。

四、分子遗传学检查

对于典型病例可以通过家族史、发病年龄、视力、眼底表现、色觉、VEP、视野及 OCT 等检查综合诊断。但对于散发的不典型病例相应的分子遗传学检测和分析尤为重要。随着分子遗传学实验技术的发展，目前许多医院都开展了 LHON 相关的分子诊断检测，并且从最初的 3 个常见原发突变点的检测，发展到包括至少 20 个罕见原发突变的检测，大大提高了 LHON 患者分子诊断水平。

北京市眼科研究所遗传室通过一代测序检测 23 个 LHON 相关的原发突变位点，在 2006—2016 年收集的 647 例 LHON 患者中，93.4% 患者携带单点原发突变，6.6% 患者携带双点原发突变（详见表 1-3）。

五、鉴别诊断

1. 视神经炎（optic neuritis，ON）　两种疾病有很多相似的临床特征，容易将 LHON 误诊为视神经炎。这些特征包括双眼或单眼，急性或亚急性发病，视盘均可出现充血、肿胀改变，或表现为正常，且多表现为中心视野的损伤。以下临床特征对两种疾病的鉴别有一定帮助：青年男性，尤其双眼先后发病者，首先要排除 LHON 可能,而中青年女性,尤其单眼发病者,则应首先考虑视神经炎可能;视力下降同时伴有眼眶周围疼痛,尤其眼球转动痛者,应首先考虑视神经炎的可能;MRI 检查显示视神经明显增强者,应考虑视神经炎的可能;脑脊液检查中发现寡克隆区带者,不应首先考虑 LHON,而应考虑视神经炎诊断。在 LHON 慢性期,视盘颞侧"三角形"苍白,和对应乳头黄斑束神经纤维缺损,提示应及时进行线粒体 DNA 检查。两病的鉴别主要依靠分子遗传学检测(图 3-3)。

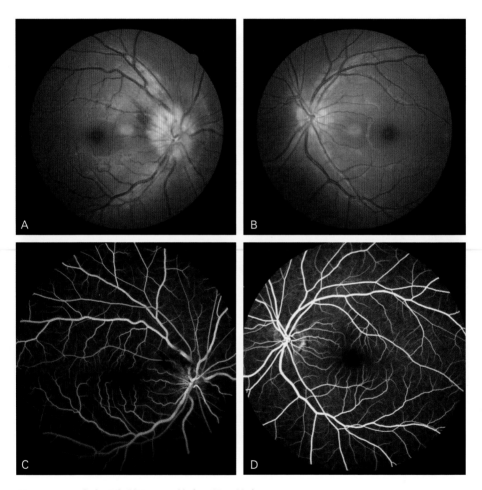

图 3-3　ON 患者眼底彩照、FFA 检查及视野检查

患者男性,33 岁,右眼视神经炎,右眼突发视物遮挡 2 天

A. 右视盘边界不清,水肿,线样出血;B. 左视盘色正界清

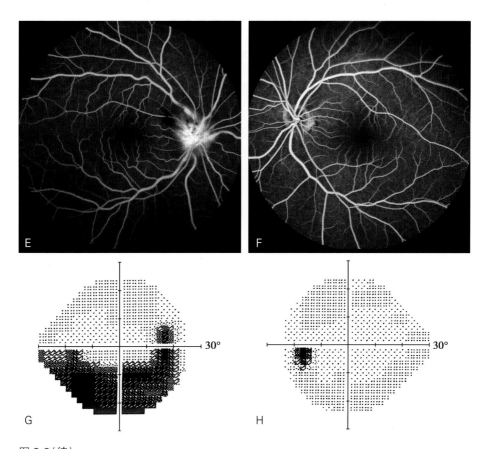

图 3-3(续)

C、E. 右眼 FFA：晚期视盘强荧光；D、F. 左眼 FFA：基本正常；G. 右眼下方弓形视野缺损；H. 左眼视野基本正常

2. 前部缺血性视神经病变（anterior ischemic optic neuropathy，AION） 包括动脉炎性和非动脉炎性前部缺血性视神经病变。动脉炎性前部缺血性视神经病变常见于老年人，伴有血沉升高及 C 反应蛋白异常，患者多有全身症状如头皮疼痛、发热、乏力、体重下降、下颌跛行、颞侧头痛和肌肉疼痛等。颞浅动脉活检有助于明确诊断。患者眼底视盘呈苍白性水肿改变，同时伴有视网膜动脉阻塞和（或）睫状动脉阻塞，LHON 患者通常没有上述临床表现。非动脉炎性前部缺血性视神经病变通常单眼发病，罕见双眼同时发病，眼底表现为视盘水肿并伴盘周出血，且视野缺损类型多为与生理盲点相连的水平视野缺损，患者常有全身血管性疾病，包括高血压、糖尿病、高血脂或动脉硬化等，并常在清晨发病，视野损伤重于视力损伤，对侧健眼常有小视杯或无视杯特征。

3. 压迫性视神经病变　眶尖部占位病变以及鞍区肿瘤包括垂体瘤、颅咽管瘤和脑膜瘤等压迫视神经或视交叉，造成视神经功能损伤。患者出现单眼或双眼慢性进行性视力下降、色觉障碍及视野缺损等。视野损伤呈缓慢进行性发展，但患者可能在相当长一段时间内并无异常感觉。部分患者可伴有眼球突出、上睑下垂、复视或视盘水肿等表现。该类疾病与 LHON 鉴别时，病史和视野改变特征可提供重要的信息。神经影像检查包括眼眶或头颅 CT、MRI检查，是鉴别两类疾病最重要的手段（图 3-4）。

4. 中毒性视神经病变和营养障碍性视神经病变　中毒性视功能损伤与服用具有神经毒性药物或接触毒性物质，以及过度的烟酒嗜好有关。常见的造成中毒性视神经病变的药物包括乙胺丁醇、异烟肼、胺碘酮、氯碘喹、奎宁、

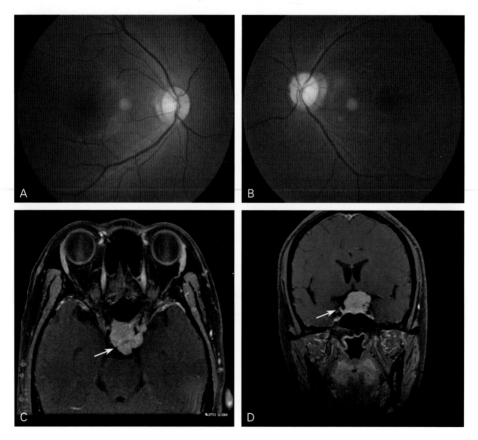

图 3-4　鞍区占位病变患者眼底彩照及 MRI 检查

患者女性，40 岁，双眼视物不清 1 年，左眼尤重，并进行性发展，左眼 RAPD（+）

A、B. 眼底检查双眼视盘颞侧变淡，左眼更明显；C、D. 眼眶 MRI 检查显示鞍区占位性病变，脑膜瘤可能性大（白色箭头所示）

苯异丙肼、苏拉明、利奈唑胺、长春新碱等；造成视神经损伤的毒性物质包括甲醇、铅、汞等。多年的吸烟和饮酒嗜好可造成烟酒中毒性视力损伤。因厌食或节食、胃肠道疾病或手术可造成 B 族维生素缺乏，发生营养障碍性视神经病变。患者表现双眼渐进性、无痛性视力下降，中心或旁中心暗点；发病初期眼底可正常，晚期出现双眼视神经萎缩。与 LHON 鉴别要点在于，患者有明确的药物或毒物接触史，或胃肠道手术史等，相关实验室检查，包括血清中 B 族维生素含量降低，尿中重金属指标升高等，可为诊断提供佐证。

　　5. 青光眼视神经病变　青光眼视神经病变患者通常有高眼压，因此眼压异常是鉴别青光眼视神经病变与 LHON 一个重要体征；眼底改变上，青光眼早期改变是杯盘比扩大（C/D 扩大），视盘上下方盘沿变窄和相应处视网膜神经纤维层缺损，LHON 早期改变是视盘肿胀，视盘周围毛细血管扩张，随后出现视盘颞侧苍白，相应乳头黄斑束神经纤维薄变，罕见发生视盘上、下方盘沿的改变；青光眼视野损害早期表现为鼻侧水平线上下暗点，逐渐发展为鼻侧阶梯形缺损，晚期保留中心视岛，而 LHON 早期出现中心暗点或中心视野的缺损，与青光眼视野损害特征完全不同。LHON 与高眼压性青光眼的鉴别通过测眼压和视盘改变较易做出；正常眼压性青光眼患者则需通过视盘盘沿形态改变、盘周视网膜神经纤维层缺损特点，视野缺损特点等综合分析进行鉴别（图 3-5）。

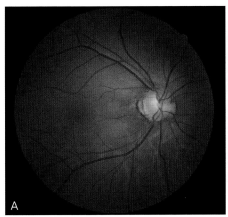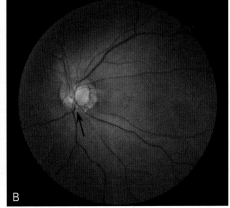

图 3-5　青光眼患者眼底彩照

患者女性，40 岁，右眼眼压 17.1mmHg，左眼眼压 17.4mmHg。左眼视力缓慢下降 1 年，mtDNA 检测未见致病突变

A. 右眼视盘边界清晰，色可，右 C/D 0.75，上、下方盘沿变窄；B. 左眼 C/D 0.8，下方盘沿丢失（黑色箭头所示），相应处 RNFLD

此时应嘱患者行 24 小时眼压测定、视野、角膜地形图等相关检查来明确诊断，青光眼与 LHON 可以通过眼底盘沿形态、眼压和视野等予以鉴别

6. 常染色体显性遗传性视神经萎缩（autosomal dominant optic atrophy，ADOA）又称 Kjer 视神经萎缩，是一种常见的常染色体遗传性视神经萎缩，也是一种线粒体功能障碍性视神经病变（详见第一章和第四章）。ADOA 和 LHON 在发病年龄以及眼底改变上有相似之处，分子遗传学检查可为两者鉴别提供依据。

7. 先天性视盘发育不良   患者通常自幼视力较差，或体检中发现视力差，眼底检查可见视盘发育异常，包括小视盘、视盘形态不规则、颜色灰白、双环征、视盘血管偏位等。部分患者可伴有中枢神经系统异常及全身疾病。LHON 相关基因检测为阴性（图 3-6）。

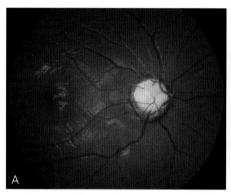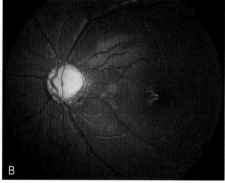

图 3-6   先天性视盘发育不良患者眼底彩照
患儿男性，10 岁，双眼视力差 5 年，mtDNA 检测未见致病突变
A、B. 眼底表现为双眼视盘边界清晰，色苍白，无巩膜环，视盘发育异常，与 LHON 可以通过眼底视神经形态予以鉴别

六、治疗

既往对于 LHON 患者尚无有效的治疗方法，以心理康复、配戴低视力助视器、戒烟酒，以及避免应用视神经毒性药物等支持疗法为主。近年来开展针对 LHON 患者新的治疗方式有药物治疗、基因治疗和细胞治疗。

1. 药物治疗   一般性药物治疗：国外以往常采用一种"线粒体鸡尾酒"混合制剂治疗 LHON。这种混合制剂成分主要包括左旋肉碱，肌酸，硫辛酸，二甲基甘氨酸，半胱氨酸，琥珀酸盐，二氯乙酸盐，维生素 K_1、K_3、C、B_1、B_2、E 等。但这种"线粒体鸡尾酒"混合制剂对 LHON 治疗效果尚缺乏充分证据。

线粒体特定位点突变导致复合体 I 功能异常而发生呼吸链的中断，辅酶 Q10 能够将电子绕过复合体 I 直接传递给复合体 III，可重新恢复 ATP 的合成，因此，从理论上讲辅酶 Q10 可以改善 LHON 患者视功能。艾地苯醌（idebenone）

为短链苯醌类物,相比辅酶 Q10 艾地苯醌的侧链更短,去除了异戊二烯单元,增加了一个醇羟基,这种结构特点使得它比辅酶 Q10 更易通过生物膜进入线粒体内,因此比辅酶 Q10 具有更强疗效,同时艾地苯醌具有抗氧化作用。艾地苯醌是目前唯一有循证医学证据支持有治疗疗效的药物。欧洲药品管理局(European Medicines Agency)批准艾地苯醌片于 2015 年 9 月开始正式用于 LHON 治疗。目前一般推荐剂量为 900mg/d,服用 24 周,并要在发病早期服用。

EPI-743 是另外一种短链苯醌类物,较易进入颅内及线粒体内,具有比艾地苯醌更强的抗氧化活性。在一项开放性临床试验中,5 例病程在 3 个月内的 LHON 患者经过 EPI-743 为期 1 年的治疗,4 例患者视力和视野有不同程度的改善。EPI-743 治疗 LHON 最终效果尚待大样本临床资料的支持。

抗氧化药物:MTP-131 又称 Bendavia,是一种 Szeto-Schiller(SS)多肽,选择性作用于线粒体内膜,具有抗氧化和增强呼吸链上电子传输的作用。该类药物治疗线粒体相关视神经病变的临床研究现正进行中。一项 II 期临床研究发现,1% MTP-131 对 12 例 LHON 患者进行 16 周治疗,总体是安全、有效的(NCT02693119)。溴莫尼定是一种 α_2 受体激动剂。它通过稳定线粒体膜电位和上调 Bcl-2 而具有神经保护性质。溴莫尼定应在 LHON 患者发病后尽早使用,可能有助于挽救未发病眼的视力。

2. 基因治疗　基因治疗是利用载体直接将目的基因转入线粒体内,通过互补缺陷基因实现线粒体功能的恢复。由于 m.11778G>A 突变是 LHON 发病最常见原因,也是患者自限性恢复率较低的突变点,目前基础和临床基因治疗研究主要是以 m.11778G>A 突变为对象。m.11778G>A 突变是使线粒体 DNA 编码的 NADH 脱氢酶亚基 4 基因(ND4)发生改变,导致 LHON 的发生。因此构建 ND4 载体后,转染视网膜组织中,观察抵抗视网膜神经节细胞凋亡情况,可评价 LHON 基因治疗效果。现在常用的基因载体包括腺病毒相关载体和非病毒载体。近年来通过体内和体外研究证实,将 ND4 转染视网膜组织后,可有效抵抗视网膜神经节细胞凋亡,防止视神经损伤。临床试验中,国内外学者对基因治疗 LHON 疗效及安全性进行了初步的观察。目前采用的方法是,通过玻璃体内注射方式,将腺相关病毒介导的人 ND4 基因转染至视网膜神经节细胞,达到异位基因治疗的目的。尽管 LHON 基因治疗的安全性和有效性尚需大样本临床资料证实,但现有的研究结果显示,玻璃体内注射腺相关病毒 ND4 载体具有较好安全性,在注射后 12 个月内除个别患者出现一过性葡萄膜炎反应外,患者全身及眼局部均无严重的不良反应;此外,基因治疗 LHON 也初步显示出疗效,例如国内学者杨硕等进行了一项前瞻性研究,对纳入的 9 例 G11778A 突变 LHON 患者进行了玻璃体内注射腺相关病毒 ND4 载体(rAAV2-ND4),经过 36 个月的随访观察,其中 8 例患者的视力有明显提高,视野和视觉诱发电位也有明显改善。这些 LHON 基因治疗研究结果,为 LHON 治疗带来了新的希望。

3. 干细胞治疗　干细胞治疗为遗传性或变性类疾病等多种难治性疾病的治疗带来了希望,目前对于 LHON 干细胞治疗研究较少。曾有 1 例 LHON 患者接受干细胞治疗,方法是通过鞘内和静脉内注入脐血干细胞,但患者最终视力并未得到提高,也没有阻止视神经萎缩的发展。虽然目前尚无证据支持该疗法治疗 LHON 有效性,但干细胞治疗技术依然是 LHON 治疗发展的一个方向。

七、遗传咨询与预后

1. 遗传咨询　本病为线粒体基因突变引起的母系遗传病,具有男性不传代而女性可传代的特点。因此患者如为男性,子代不会发病;如为女性,其子女均有发病风险。又由于该病性别偏好的特征,子代男性约 50% 发病,女性发病率较低,约 10%,但不发病的女性为携带者,其子女仍可按以上规律传代。由于本病患者视力损害较重,目前又无特殊治疗,所以本病的预防尤为重要,在遗传咨询中应该提示女性患者及已证实的女性携带者,其后代无论男女均有发病的风险,应避免吸烟及使用影响视神经功能的药物。

2. 预后　LHON 患者终末视力大多比较差,75% 以上的患者最佳矫正视力低于 6/60。部分 LHON 患者视力可自限性恢复,视力恢复可能在最初视力丧失后的 6 个月至 1 年内逐渐发生,甚至在发病后 2 至 10 年中突然发生。不同突变位点所致 LHON 视力恢复率存在差异,据国外文献报道约有 4% 携带 m.11778G>A 突变患者出现视力恢复,22% 携带 m.3460G>A 突变患者在 68 个月后视力恢复,37%~71% 携带 m.14484T>C 突变患者在 16 个月后恢复。部分患者也可表现为视功能提高,如中心暗点或旁中心暗点缩小,或视野缺损区出现视岛等。这种视力或视觉功能上的恢复通常是双侧对称的。

(姜利斌　郭思彤　谢玥)

补 | 充 | 阅 | 读

1. Finsterer J, Mancuso M, Pareyson D, et al. Mitochondrial disorders of the retinal ganglion cells and the optic nerve. Mitochondrion, 2018, 42: 1-10. (总结概括线粒体突变所致视网膜神经节细胞损害以及相关临床表现)

2. 谢玥, 陈洁琼, 许可, 等. 中国人可疑遗传性视神经萎缩患者线粒体 DNA 分析及临床特征. 眼科, 2015, 24(2): 85-89. (基于国内数据, 研究中国人可疑 LHON 患者 mtDNA 检出率及基因型与表型关系)

3. Gupta PK, Asrani S, Freedman SF, et al. Differentiating glaucomatous from non-glaucomatous optic nerve cupping by optical coherence tomography. Open Neurol J, 2011, 26(5): 1-7. (正常眼压性青光眼与 LHON 鉴别诊断)

4. Guy J, Feuer WJ, Davis JL, et al. Gene Therapy for Leber Hereditary Optic Neuropathy: Low- and Medium-Dose Visual Results. Ophthalmology, 2017, 124(11): 1621-1634. (美国学者研究 14 例 LHON 患者基因治疗的疗效)

5. Gueven N. Idebenone for Leber's hereditary optic neuropathy. Drugs Today (Barc), 2016, 52(3): 173-181. (叙述了艾迪苯醌的机理及对于 LHON 的疗效)

6. Zhang J, Zhou X, Zhou J, et al. Mitochondrial ND6 T14502C variant may modulate the phenotypic expression of LHON-associated G11778A mutation in four Chinese families. Biochem Biophys Res Commun, 2010, 399(4): 647-653. (该文章认为 T14502C 可能为 LHON 的继发突变位点, 辅助 G11778A 发挥致病作用)

7. Dai Y, Wang C, Nie Z, et al. Mutation analysis of Leber's hereditary optic neuropathy using a multi-gene panel. Biomed Rep, 2018, 8(1): 51-58. (该文章作者将 T14502C 及 G11696A 归为继发突变)

遗传性视神经病变

第四章

常染色体显性遗传性视神经萎缩

一、一般情况

常染色体显性遗传性视神经萎缩（autosomal dominant optic atrophy，ADOA），是一种主要因 OPA1 基因突变引起的常染色体显性遗传性疾病。

1. ADOA 患者发病年龄分布特征　ADOA 患者发病年龄通常在 2~10 岁之间，30 岁以后发病较少见。2006 年至 2016 年北京市眼科研究所遗传室共检测到携带 OPA1 基因致病突变的 ADOA 患者 105 例，他们的发病年龄分布在 2~35 岁之间，平均发病年龄为 8.4 岁 ±7.3 岁。其中男性患者的平均发病年龄为 9.0 岁 ±8.0 岁，女性患者平均发病年龄为 7.3 岁 ±5.8 岁，女性患者发病年龄有早于男性患者的趋势。76.2%（80/105）的患者 10 岁以前发病，患者的发病年龄集中于 2~10 岁（图 4-1）。

2. 患者性别分布特征　ADOA 患者无明显性别偏好，男女比例应为 1：1，在北京市眼科研究所遗传室检测的 105 例患者中男女比例为 1.8：1。

3. 家族史　ADOA 是主要因 OPA1 基因突变导致的疾病，为常染色体显性遗传，因此患者家系中往往有类似病史的患者。在上述的 105 例 ADOA 患者中 48.6%（51/105）有明确的家族史，余下的 51.4% 为散发患者，即患者就诊时自述家里没有类似病史的患者。我们对 54 位散发患者中有父母血样的 24 例进行家系共分离验证，发现携带自发突变的患者仅为 5 例（5/24，20.8%）。自发突变指先证者的基因突变既不来自于父方也不来自于母方，是在受精卵形成过程中由于某些内在或外在的因素引起精子或卵子中 DNA 发生突变，这种突变仅存在于患者中，而不存在于其父母中。另外 19 例先证者虽自述无家族

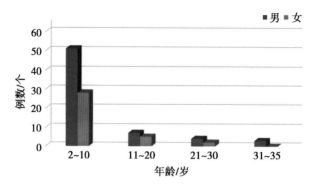

图 4-1　不同性别 ADOA 患者发病年龄分布图

史,但均在其父方或母方 DNA 中检测到与其相同的突变,我们分析认为出现家族史假阴性的原因有以下几点:①由于伦理或家属心理原因故意隐瞒病史;②部分先证者的年长家属来自农村,平时用眼需求不高,视力维持在 0.4 以上,不影响正常农作,家属即认为自己无眼病;③OPA1 基因突变导致的 ADOA 患者其临床表现具有异质性,部分先证者家属双眼视力可以维持在 0.8 及以上,但通过色觉、VEP、视野检查便会发现不同程度的异常;④OPA1 基因突变存在不完全外显的特征,即携带者无任何与 ADOA 相关的症状或体征,但随着检测手段的细化,这部分比例可能会有所降低。

二、临床症状

ADOA 患者发病为双眼亚急性或慢性、无痛性、对称性中心视力下降。发病年龄早,多数为学龄期儿童,前来就诊的主诉多为发现患儿不能矫正的视力下降,极少数患者主诉为发现患儿眼球震颤(1/105)或发现患儿交替外斜视(1/105)。患者多为双眼同时发病,病情进展较为缓慢,在北京市眼科研究所遗传室这 105 例先证者中,100 例能明确指出其发病时间,我们发现 6%(6/100)的患者为亚急性发病,即患者视力在 3 个月内下降明显前来就诊,另外 94%(94/100)的患者则为慢性起病,直至数月或数年后视力损伤较重后方来就诊。也有个例存在,如北京市眼科研究所遗传室的病人中有 1 例为双眼先后发病,但具体双眼间隔时间不能准确回忆。国外也报道过双眼先后发病的病例,该病例描述了一名 62 岁女性,突发右眼无痛性视力下降,一年后左眼视力急性下降,该患者携带一 OPA1 基因第 27 外显子的杂合错义突变。通过对 ADOA 的不断研究将能够更准确地概括该病的临床特征。

另外,20% 的 ADOA 患者还可出现视神经萎缩以外的症状,称为 DOA plus。这是因为 OPA1 基因编码一种影响线粒体形态和功能的 GTP 酶相关动力蛋白,DOA plus 患者肌肉活检中发现线粒体基膜下有异常堆积物,称为破碎红纤维(ragged red fibers),破碎红纤维会影响线粒体的正常功能,使得相应组织供能不足,ATP 缺乏导致组织细胞凋亡,从而引起相应组织器官功能异常。目前报道最多的并发症为感音性神经性耳聋(sensorineural deafness),国内外已知的与感音性神经性耳聋相关的 OPA1 基因位点为第 14 外显子上的杂合错义突变(c.1334G>A,p.R445H)。由于 OPA1 基因是调控线粒体形态和质量的核基因,OPA1 基因突变也可引起线粒体相关肌病,如慢性进行性眼外肌麻痹(chronic progressive external ophthalmoplegia,CPEO)、上睑下垂(ptosis)等,北京市眼科研究所遗传室检测的 ADOA 患者仅一例伴有斜视。另外,外周神经病变(peripheral neuropathy),多发性硬化(multiple sclerosis),痉挛性截瘫(spastic paraplegia)等与线粒体能量不足相关的神经系统异常也可出现在 OPA1 基因突变的患者中,患者表现为视力下降伴发感觉共济失调、下肢无力、肢体麻木刺痛、肢体瘙痒感等。另外部分患儿会伴有先天性心脏病或儿童期智力发育不全等其他系统异常。

三、临床体征

1. 视力　ADOA 患者视力损伤通常轻于 LHON 患者,其终末视力大多数可保持在 0.1 及以上,严重者仅存眼前指数甚至手动。患者的视力损害程度与其携带的基因突变类型有一定关系,通常携带杂合错义突变的患者视力损害较重。

2. 瞳孔　90% 以上的 ADOA 患者双眼瞳孔直接对光反射和间接对光反射均不受累,相对性传入瞳孔障碍(RAPD)阴性,对于视力较差者偶有双眼瞳孔直接对光反射迟钝现象。

3. 眼底检查

(1) 背景期:该期表现为视力轻度下降,也可见于 ADOA 家族中不发病的成员。眼底基本正常,视盘边界清晰,视盘颜色好,视网膜神经纤维层未见明显薄变,黄斑中心凹反光存在。OCT 提示盘周视网膜神经纤维层厚度正常或视盘颞侧视网膜神经纤维层薄变(图 4-2)。

(2) 部分萎缩:视盘边界清晰,颞侧颜色变淡、苍白,相应处神经纤维层薄变,呈现出尖端指向视盘,弧底位于黄斑区的扇形或楔形缺损,鼻侧颜色正常。此期便可出现 PVEP/FVEP 改变、色觉异常和视野中心暗点等辅助检查异常(图 4-3)。

(3) 完全萎缩期:此期与 LHON 萎缩期相似,随着病情进展视,此时视力已经稳定且已达到最低点。眼底像可见视盘边界清晰,鼻侧颜色也随之变淡,视网膜动脉变窄,弥漫性视网膜神经纤维层薄变。此期患者由于视力较差其色觉和视野检查结果多样、缺乏特异性(图 4-4)。

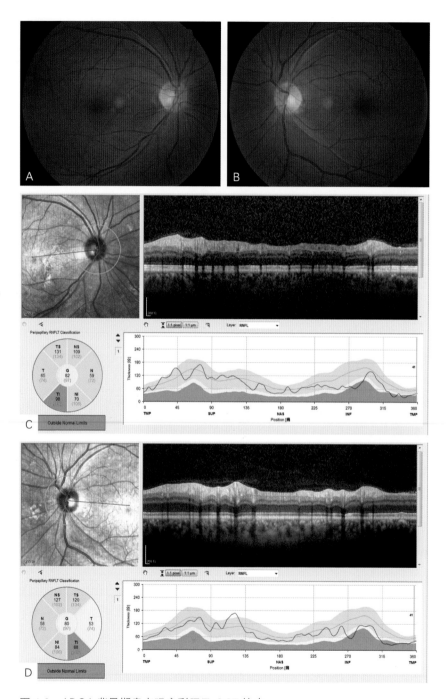

图 4-2   ADOA 背景期患者眼底彩照及 OCT 检查

A、B. 患者双眼视盘界清色正,眼底未见明显异常;C、D. OCT 示该患者双眼视盘颞下方视网膜神经纤维层薄变

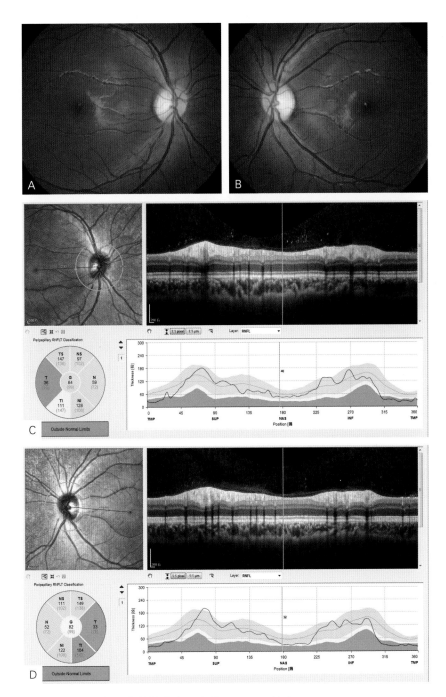

图 4-3　ADOA 部分萎缩期患者眼底彩照及 OCT 检查

A、B. 患者双眼视盘界清鼻侧色正，颞侧色淡白，左眼稍重；C、D. OCT 示该患者双眼视盘颞侧及颞下方视网膜神经纤维层薄变

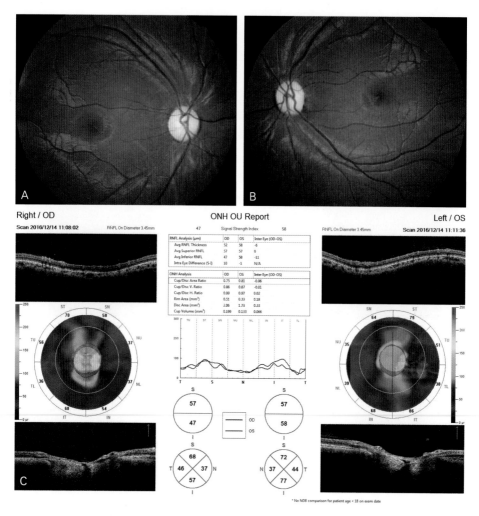

图 4-4　ADOA 完全萎缩期患者眼底彩照及 OCT 检查

A、B. 患者双眼视盘界清色淡白;C. OCT 示双眼盘周各象限视网膜神经纤维层薄变

4. 辅助检查

(1) 相干光断层扫描(OCT):与 LHON 不同,ADOA 鲜有出现 LHON 急性期视盘假性水肿、视网膜神经纤维层增厚的情况。ADOA 患者早期便可因为视网膜神经节细胞凋亡减少而出现乳头黄斑束神经纤维薄变,随病情发展视盘颞侧上方、下方视网膜神经纤维受损,最后累及视盘鼻侧。视网膜神经纤维层厚度变化早于眼底视盘颜色改变,OCT 检查有助于发现早期 ADOA 患者。

(2) 视觉诱发电位(VEP)检查:ADOA 患者双眼图形 VEP(PVEP)出现 P_{100} 波振幅下降,潜伏期延长;双眼闪光 VEP(FVEP)表现为 P_2 波振幅降低,双眼间无差异,提示神经传导功能受损。

(3)色觉:ADOA患者的色觉障碍为后天获得性,可能与视网膜神经节细胞凋亡、功能受损相关,常用的色觉检查工具有 Farnsworth D-15 和 Lanthony D-15 和色盲本。半数左右的患者表现为黄 - 蓝色觉异常,另约 10% 的患者表现为红 - 绿色觉异常,6% 的患者表现为全色盲。但由于 ADOA 患者发病年龄早,患儿不能很好地配合和理解 Lanthony D-15 色觉检查,约 15% 左右色觉检查提示有异常但无特异性。应根据患者的年龄、视力、配合能力和理解能力合理选择色觉检查工具,且应定期复查监测色觉变化。

(4)视野:因该病首先累及乳头黄斑神经纤维束,早期视野检查提示中心暗点,随着病情进展,视盘颞侧上方、下方视网膜神经纤维受损,视野可发展为中心暗点扩大,与生理盲点相连。但因患者的视力不同,理解能力不同,配合情况不同,或伴随其他眼病、全身病而出现多种视野改变,如视觉敏感度下降、周围视野散在暗点、颞侧偏盲等,但典型的 ADOA 患者表现为双眼对称性的中心或旁中心暗点,而周边视野仍正常。

四、分子遗传学检查

对于典型病例可以通过家族史、发病年龄、发病情况、视力、眼底表现、色觉、视觉诱发电位、视野及 OCT 等检查结果诊断。但对于散发的不典型病例相应的分子遗传学检测和分析尤为重要。

基因检测是诊断 ADOA 的金标准,通过一代测序的方法检测 *OPA1* 基因 30 个编码外显子区,寻找致病的错义突变、无义突变、剪接位点突变和小片段缺失 / 插入突变。如果一代测序检测阴性可以通过多重连接探针扩增技术(multiplex ligation-dependent probe amplification,MLPA)来检测该患者 *OPA1* 基因是否发生了大片段缺失、重复或基因重排的情况(详见第一章)。

五、鉴别诊断

1. Leber 遗传性视神经病变(LHON)　为母系遗传,多累及青年男性,表现为无痛性双眼先后视力下降,早期眼底表现为视盘充血水肿,视网膜神经纤维层肿胀,后期眼底改变与 ADOA 十分相近,LHON 患者多伴发红绿色觉异常,此病由线粒体 DNA 突变所致(图 4-5)。ADOA 患者发病年龄更早,视力损伤轻,色觉检查多表现为黄蓝色盲。

2. 锥杆细胞营养不良(cone-rod dystrophy,CORD)　患者早期表现为双眼昼盲、畏光,杆细胞受损后出现夜盲,终末视力多低于 0.1。眼底损伤主要累及黄斑区,最初可正常,随后出现黄斑中心凹反光消失,黄斑区呈青灰色,周边视网膜色素团块堆积,晚期部分病人可因视神经受累而表现出视盘界清色苍白

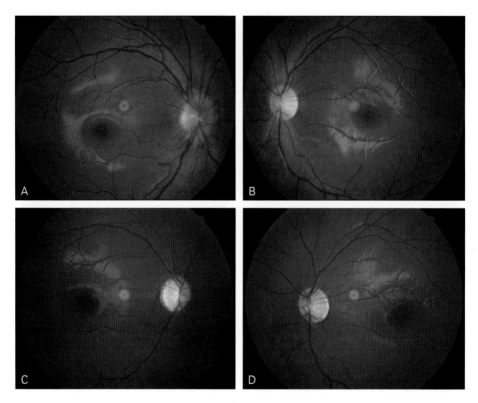

图 4-5　LHON 患者(m.11778G>A),男性,21 岁,双眼先后视力下降 1 个月余,左眼先于右眼 1 个月,发病初期眼底表现为右眼视盘边界不清,充血,盘周毛细血管扩张(A),左眼视盘界清,颞侧色苍白,颞上及颞下 RNFLD(B);一年后该患者眼底可见双眼视盘边界清楚,颞侧色淡白,相应处 RNFLD(C、D)。由此可见,早期 LHON 眼底有特征性的假性充血表现,可与 ADOA 鉴别,但发展至萎缩期后二者的眼底表现十分相似,只能通过基因检测予以鉴别

(图 4-6)。闪光 ERG 的早期表现为明视反应波幅降低,晚期明、暗视反应波幅均降低,呈熄灭型。ADOA 患者黄斑区多不受累,且无色素沉积。

3. 中毒性视神经病变　患者常有毒物药物接触史,如大量饮酒,长期服用乙胺丁醇、链霉素或长期接触甲醇、乙醇、甲苯等化学试剂等,导致双眼视力下降,眼底视盘界清色淡,视野周边暗点或象限性视野缺损。值得注意的是毒物接触也是 ADOA 发病的诱因之一,青年期发病者即使有毒物药物接触史也应行 OPA1 基因检测用以排除 ADOA。

4. 缺血性视神经病变　多发生于中老年人,由于高血压、动脉硬化导致视神经营养血管发生急性循环障碍从而导致视盘供血不足。临床表现多为晨起突发单眼视力下降,数周后可累及对侧眼。早期眼底表现为轻度视盘水肿,

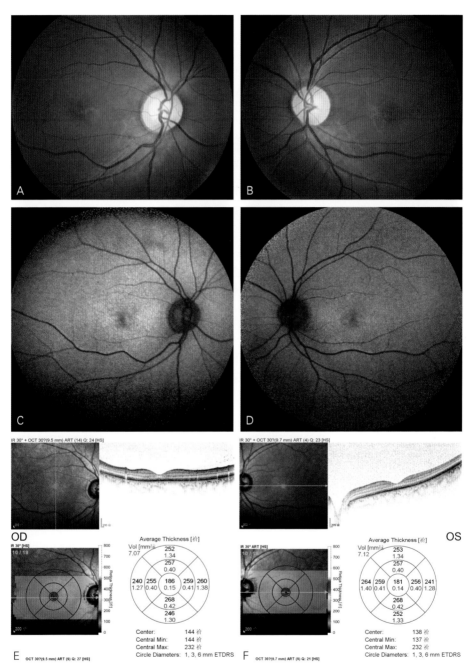

图 4-6　CORD 患者眼底彩照、自发荧光和 OCT 检查

患者(*ABCA4* 基因复合杂合突变),男性,30 岁,自幼视力差伴夜盲,畏光 5 年余

A、B. 患者双眼视盘界清,色稍淡,网膜血管未见充血,黄斑中心凹色素变动;C、D. 自发荧光示双眼黄斑中心凹弱荧光,周围环以强荧光环;E、F. OCT 示双眼黄斑中心凹薄变,黄斑中心凹下方 RPE 层反光不连续

可伴有小出血点,晚期视盘苍白。视野检查可见下方与生理盲点相连的弧形缺损,且无中心暗点。荧光素眼底血管造影(FFA)早期可见视盘区域性弱荧光或充盈延缓。

5. 颅内占位   患者主要表现为头痛、呕吐、颅内压升高、视盘水肿,中晚期继发视神经萎缩,出现视力下降,通过头颅磁共振成像(magnetic resonance imaging,MRI)不难鉴别。

6. 正常眼压性青光眼(normal tension glaucoma,NTG)   主要表现为视力下降、眼底可见杯盘比扩大,盘沿变窄或丢失,相应处视网膜神经纤维层楔形缺损,首先累及视盘上下极,后可发展为弥漫性神经纤维层薄变。NTG患者早期可为局灶性视野缺损(图4-7)。ADOA患者盘沿形态正常,视野损害多表现为中心、旁中心暗点。

7. Leber先天性黑矇(Leber congenital amaurosis,LCA)   多为常染色体隐性遗传,患者父母可有近亲联姻史。婴儿期发病,视力损伤重,可仅为光感。临床表现为不追光不追物、眼球震颤、患儿时常用手按压眼球称为"指眼征"。眼底视盘蜡黄,视网膜呈现不同的表型,可正常,也可周边有椒盐样白色点状色素沉着,后期色素颗粒融合形成骨细胞样色素沉重。OCT示RPE层和脉络膜血管层萎缩,闪光ERG为各项反应重度降低或熄灭型(图4-8)。ADOA患者终末视力较LCA患者好,眼底改变多不累及RPE层和脉络膜血管层,FERG检查正常。

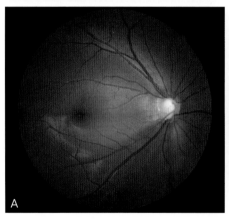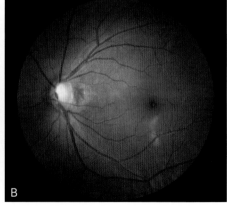

图4-7   NTG患者眼底彩照、OCT及视野检查

患者女性,23岁,右眼眼压18mmHg,左眼眼压20mmHg,体检发现右眼视野缺损3个月

A. 右眼视盘边界清晰色好,C/D约0.7,下方盘沿丢失,相应处RNFL楔形缺损;B. 左眼视盘边界清晰,色好,C/D 0.6,盘沿形态好

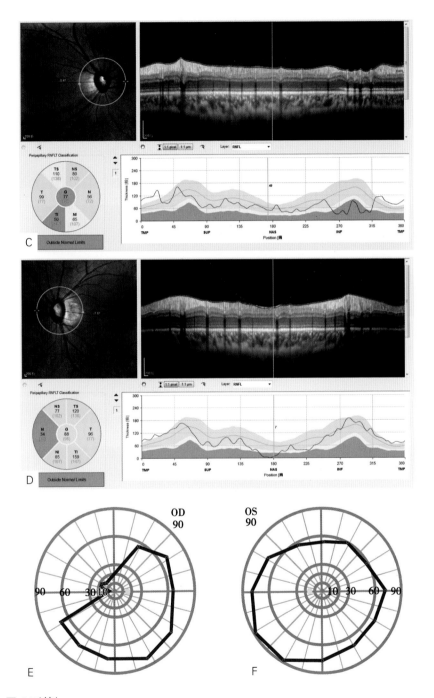

图 4-7（续）

C. OCT 示右眼视盘颞下方 RNFLD；D. OCT 示左眼视盘颞侧 RNFLD；E. 中周视野
蓝色线圈内为可见视野，该患者右眼鼻上方视野缺损；F. 左眼中周视野未见明显异常

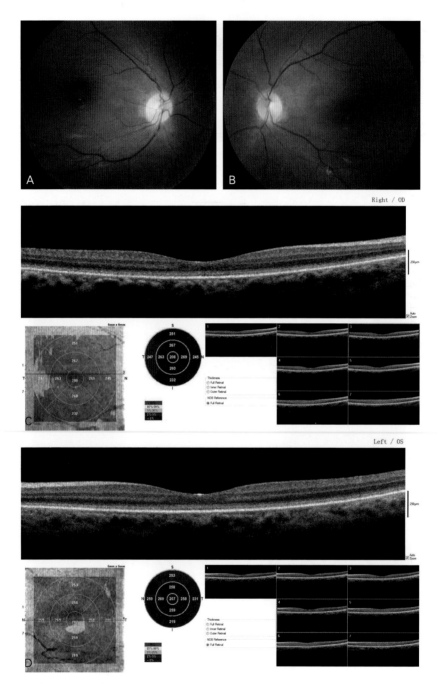

图 4-8　LCA 患者眼底彩照、OCT 及 FERG 检查

患者(*GUCY2D* 基因纯和突变),女性,32 岁,自幼畏光视力差,夜里视力稍好

A、B. 眼底表现为双眼视盘界清,色淡黄,视网膜动脉稍细,黄斑区色素变动;

C、D. OCT 示黄斑中心凹厚度及形态未见明显异常

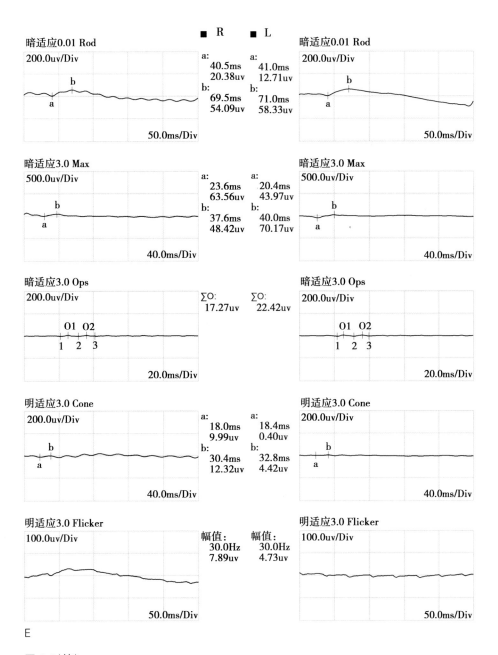

E

图 4-8（续）

E. FERG 示双眼五种标准反应振幅值重度降低

六、治疗

1. 支持治疗　ADOA 患者学龄期发病,发病后视力下降,严重影响患儿学习能力,对于视野正常的患儿可以尝试验配低视力助视器帮助其读书写字。成年患者应避免吸烟饮酒以及服用影响线粒体代谢、影响视神经功能的药物。

2. 药物治疗　目前尚无有效的治疗药物。使用最多的药物分为三类,甲钴胺、B 族维生素等神经营养药物;艾地苯醌、辅酶 Q 等促进线粒体呼吸链功能的细胞代谢激活剂;另有辅以中药进行全身调理,主要是一些具有提高抗氧化酶活性、清除氧自由基作用的中药成分。多数患者经药物治疗视力无明显提高,也有个别患者表示视力得到改善,视物变亮、视物遮挡感减轻等,但上述药物的临床效果仍需进一步观察。

3. 基因治疗　*OPA1* 基因编码一种影响线粒体形态和功能的 GTP 酶相关蛋白(GTPase),GTPase 在线粒体膜运动和细胞存活中起重要作用。*OPA1* 基因致病性变异导致线粒体功能异常,视网膜神经节细胞变性坏死,从而导致视力下降。目前对于 *OPA1* 基因治疗的报道多围绕动物模型。以携带 *OPA1* c.2708_2711delTTAG 突变的小鼠为模型,在巨细胞病毒启动子的控制下将携带人 *OPA1* cDNA 的腺相关病毒注入模型小鼠的玻璃体内,9 个月后发现治疗组小鼠视网膜神经节细胞活性增加,但 VEP 结果并无明显改善,也就是说通过基因治疗也许可使视网膜神经节细胞的功能得以改善但视网膜神经节细胞轴浆运输电信号的能力并未得以提升。因此基因治疗对于 ADOA 的有效性及安全性有待进一步研究和验证。

七、遗传咨询与预后

1. 遗传咨询　常染色体显性遗传性视神经萎缩为单基因病,患者的致病基因来自父母一方,或是在受精卵形成过程中发生的自发突变;患者的子代有 50% 的概率会携带该致病突变,可以通过产前检查来确诊胚胎是否携带致病突变,但由于 *OPA1* 基因不完全外显的特征,外显率与突变位点相关,最高可达 100%,最低仅为 43%,携带者并不一定会发病,故对于 ADOA 这种视力损伤重但不致死的遗传病,产前诊断的合理性尚存在伦理争议。

2. 预后　ADOA 患者最终视力多维持在 0.1 以上,值得注意的是该病预后与突变类型有关,北京市眼科研究所遗传室研究发现携带 *OPA1* 基因错义突变的 ADOA 患者视力损伤较其他突变类型组患者更为严重。与 LHON 不同,ADOA 患者鲜有自发视力恢复的,部分患者描述自己视力恢复可能与长期低视力后的适应有关。

(谢玥　李杨)

补 | 充 | 阅 | 读

1. Pretegiani E,Rosini F,Rufa A,et al. Genotype-phenotype and OCT correlations in Autosomal Dominant Optic Atrophy related to *OPA1* gene mutations:Report of 13 Italian families. J Neurol Sci,2017,11(15):382:29-35.(讨论了 13 个携带 *OPA1* 基因突变的意大利家系中 ADOA 患者视力损伤程度)

2. Corajevic N,Larsen M,Rönnbäck. Thickness mapping of individual retinal layers and sectors by Spectralis SD-OCT in Autosomal Dominant Optic Atrophy. Acta Ophthalmol,2018,96(3): 251-256.(研究了 15 个丹麦家系中 41 例携带 *OPA1* c.2823delT 的 ADOA 患者盘周 OCT 神经纤维层的改变)

3. Amati-Bonneau P1,Valentino ML,Reynier P,et al. *OPA1* mutations induce mitochondrial DNA instability and optic atrophy "plus" phenotypes. Brain,2008,131(Pt 2):338-351.(介绍了 8 例 ADOA 患者同时伴发视神经萎缩以外的症状)

4. Li C,Kosmorsky G,Zhang K. Optic atrophy and sensorineural hearing loss in a family caused by an R445H *OPA1* mutation. Am J Med Genet A,2005,138A(3):208-211.(携带 *OPA1* c.1334G>A 的患者可伴发感音性耳聋)

5. Lopez Sanchez MI,Crowston JG,Mackey DA,et al. Emerging mitochondrial therapeutic targets in optic neuropathies. Pharmacol Ther,2016,9(165):132-152.(对 LHON 及 ADOA 这种影响线粒体功能的遗传疾病的治疗方法进行了综述)

6. Carbonelli M,La Morgia C,Savini Macular,et al. Macular microcysts in mitochondrial optic neuropathies:prevalence and retinal layer thickness measurements. PLoS One,2015,10(6): e0127906.(研究遗传性视神经病变患者黄斑区视网膜内核层劈裂腔隙的成因)

遗传性视神经病变

第五章

遗传性视神经病变相关眼科临床检查方法

第一节 电生理检查

视觉电生理检查包括多种客观评价视功能的方法,临床常用的视觉电生理检查方法有视觉诱发电位(visual evoked potential,VEP)技术和视网膜电图(electroretinogram,ERG)技术。两种技术根据采用刺激模式的不同,分为闪光VEP(flash visual evoked potential,FVEP)和图形VEP(pattern visual evoked potential,PVEP),以及闪光ERG(flash electroretinogram,FERG)和图形ERG(pattern electroretinogram,PERG)。由于临床常规使用的FERG检查方法主要反映的是视网膜感光细胞、双极细胞、胶质细胞以及无长突细胞功能,而反映视网膜神经节细胞功能较差,故一般临床上不采用FERG技术检测视神经病变患者的视功能,除非患者同时伴有视网膜病变的可能。VEP技术无论FVEP还是PVEP能够反映从视网膜到枕叶视觉皮质中枢整个视路综合功能的完整性。因此,在视神经病变,包括遗传性视神经病变的患者,在视力或/和视野改变的同时,VEP可出现异常,包括潜伏期的延迟和振幅的降低。VEP技术对于发现患者是否存在器质性视功能损伤具有较高的敏感性,但对于视功能损伤的原因鉴别缺乏特异性,也就是遗传性视神经病变的患者VEP改变结果可能与缺血或炎症等因素所致视神经病变相同,临床医生不能单从VEP结果判定患者视功能损伤是否由遗传性视神经病变所致。

一、图形视觉诱发电位(PVEP)

采用黑白对比图形刺激,对比图形可以是棋盘格,也可以是条栅状,黑白图形交替翻转每秒钟翻转 1~3 次,恒定亮度 >40cd/m²。观测指标为刺激开始,到 100ms 左右时出现的正波(P100 波),测量这一正波波峰的高度即振幅值,以及出现这一正波波峰的时间即潜伏期(图 5-1)。如刺激开始超过 100ms 出现这一正波,即为潜伏期延迟,波峰高度小于正常值则为振幅减低。进行 PVEP 检查时应注意如下问题,检查时患者需要有 0.1 及以上矫正视力,能够保持中心固视;单眼测量,要在自然瞳孔下进行检查;进行多个空间频率的检查,也就是要采用至少 2 种以上大小的棋盘格进行刺激;P100 振幅值是否异常,根据本单位的检查室正常值范围进行确定。

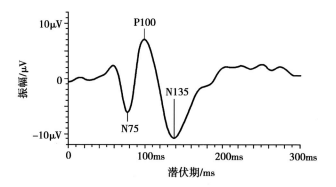

图 5-1   图形视觉诱发电位正常图形,观测指标为 P100 的潜伏期和振幅,
其振幅值测量是 75ms 出现的负波(N75)波谷到 P100 波峰的垂直距离

二、闪光视觉诱发电位(FVEP)

是采用弥散非图形闪光进行视觉刺激,在枕叶视觉皮质中枢记录到的电信号。观测指标是测量到第二个正波的振幅值(图 5-2)。该检查方法可以对

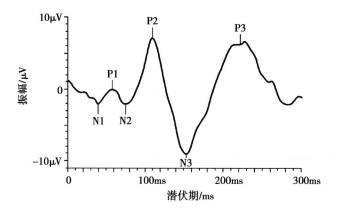

图 5-2   闪光视觉诱发电位正常图形,观测指标为 P2 振幅,最好做双眼间的比较

低视力者、检查不配合者视功能进行评估。临床应用应注意如下问题：单眼不散瞳情况下进行检查；由于该项检查结果在不同个体间波形变异较大，因此最好在同一个体进行双眼间比较以确定结果，尤其在一眼发病，另眼正常情况下，更能反映患眼视功能的变化；对于视力较好患者建议与 PVEP 同时检查。

三、图形视网膜电图（PERG）

采用黑白翻转对比图形刺激，利用角膜电极将视网膜电信号记录下来，获得视网膜功能信息。由于视网膜神经节细胞对光亮度不敏感但对对比度和运动敏感，因此 PERG 能够反映出视网膜神经节细胞的功能。目前主要采用瞬态 PERG，即黑白图形交替翻转，每秒钟翻转 1~3 次所记录的结果，反映视网膜神经节细胞功能。瞬态 PERG 图形包括在刺激后 35ms 出现的负波 N35，50ms 出现的正波 P50，以及 95ms 出现的负波 N95，主要观察 P50 和 N95 的潜伏期和振幅的变化（图 5-3）。该检查技术在操作中应注意如下问题：受试者应矫正屈光不正且能中心固视；在自然瞳孔和室内自然光线下检查；双眼可同时检查。PERG 能够反映视网膜神经节细胞的功能，因此 PERG 同 VEP 一样常被用于视神经功能的评估，但该技术较 VEP 更早更敏感反映视网膜神经节细胞功能改变，例如，有研究发现 LIION 突变基因携带而

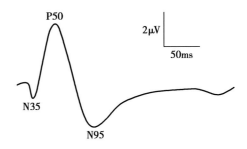

图 5-3　瞬态图形视网膜电图正常图形，观测指标为 P50 和 N95 的潜伏期和振幅

未发病者 PERG 的 N95 可有明显改变，经过 36 个月后 N95 振幅降低 40%，而 LHON 突变基因携带而未发病者的 VEP 一般是正常的，提示 PERG 能够更早期地发现 LHON 患者视网膜神经节细胞的异常。

（姜利斌）

第二节　视野检查

一、视野检查的基本原理及基础知识

视野是指眼向前固视时所见范围。视野检查的原理就是在单眼固视的情况下，在均匀照明的背景中静态或动态地呈现光标，以测定各部位视网膜的光阈值。

现代视野检查主要分为动态视野检查（dynamic perimetry）、静态视野检查

(static perimetry)以及超阈值静点检查三种不同的检查策略。视野检查的结果对于判断病变位于神经系统的哪一个部位十分重要。例如 Leber 遗传性视神经病变的主要受累部位是乳头黄斑束的神经纤维,因此,这些患者发病初期常表现为中心暗点或旁中心暗点,到疾病晚期弥漫视网膜神经纤维层缺损,则视野检查结果表现为普遍敏感性下降或中心区大片视野缺损。

1. 正常视野范围 正常的视野包括两个含义:第一,视野的绝对边界达到一定范围,正常单眼视野的范围为上方 56°,下方 74°,鼻侧 65°,颞侧 91°;第二,全视野范围内各部位的光敏感度正常,正常视野的光敏感度以中心固视点最高,随偏心度增加而降低。正常人的双眼视野大小大致相等,形态基本一致,中心视野的平均光敏感度也基本对称。

视盘在视野的颞侧旁中心区形成一个绝对暗点,即生理盲点。其中心距固视点颞侧 15.5°,水平径线下 1.5°。正常生理盲点为垂直椭圆形,垂直径约为 8°,水平径约为 6°。

2. 视野缺损的类型 视野缺损有多种表现,并且与整个视觉通路的解剖特点密切相关。遗传性视神经病变较常观察到的是中心暗点、旁中心暗点,及普遍敏感度下降。

(1) 暗点(图 5-4)

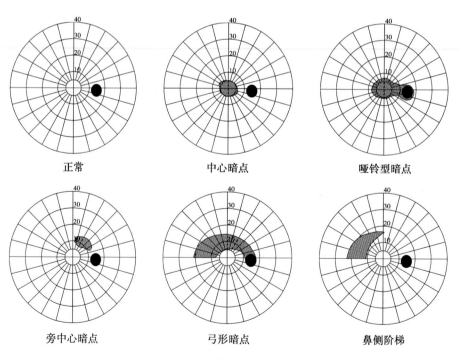

正常   中心暗点   哑铃型暗点

旁中心暗点   弓形暗点   鼻侧阶梯

图 5-4 各种视野暗点示意图

　　1) 中心暗点:位于中央固视区的相对或绝对性暗点。多为黄斑区受累或乳头黄斑束神经纤维受累所致。

　　2) 哑铃型暗点:位于中央固视区,与生理盲点相连呈哑铃状。常为乳头黄斑束神经纤维受损所致。

　　3) 旁中心暗点:位于中心视野 5°~25° 的 Bjerrum 区内,向生理盲点上方或下方延伸的相对性或绝对性暗点。常见于青光眼患者。

　　4) 弓形暗点:位于固视点上方或下方,与生理盲点相连,并向周边弧形扩展,鼻侧宽于颞侧,见于青光眼患者或视盘病变患者。

　　5) 鼻侧阶梯:为颞侧视网膜神经纤维受损的典型表现,常见于青光眼患者。

　　(2) 局限性缺损

　　1) 象限性缺损:即视野缺损占据视野范围的一个象限,多见于视交叉以上视路损害。

　　2) 偏盲:即视野缺损一半,多为左右偏盲,多为视交叉及以上占位性病变所致。

　　(3) 向心性收缩:整个视野的周边出现相对或绝对的缺损,可见于视网膜色素变性、球后视神经炎、晚期青光眼等。

　　(4) 普遍敏感性下降:整个视野呈现较低的敏感性。最常见于较严重的视神经萎缩或屈光介质混浊。

　　(5) 生理盲点扩大:生理盲点纵径大于 9.5°,横径大于 7.5° 应考虑生理盲点扩大,常见于视盘水肿、视盘有髓神经纤维等。

　　3. 影响视野检查结果的因素　　视野检查是一种心理物理学检查方法,因此它受到多种因素的影响,其中包括受检眼的明适应或暗适应状态、瞳孔大小、屈光状态、固视能力、上睑位置;受检者年龄、文化程度、注意力集中程度、合作程度、反应时间、全身一般健康状况以及检查的持续时间等。

二、视野检查方法

　　1. 对照法　　对于儿童及智力低下者,对照法可以快速了解其视野的大致状况。方法如下:检查者距离被检者 1m 左右,指导被检者将一手的手掌遮盖非受检眼,受检眼注视检查者的对侧眼或者鼻尖,检查者在二人中间从周边向中央移动视标(手指或点光源),同时,检查者应注意观察受检者的固视情况。通过比较受检者和检查者自己的视野来初步判定受检者的视野状况。

　　对照法优点是可以用于缺少仪器设备的场合,也可用于卧床患者或小儿的视野检查,不足之处在于该方法只能获得视野的范围,不能检测其中有没有敏感度降低的部分。

2. Amsler 方格   主要用于中心大约 10° 范围的视野检查。标准的 Amsler 方格为黑色背景上均匀描绘的白色正方形方格,每个小方格直径为 5mm,当被检者位于 30cm 的检查距离时,每个小方格相当于 1° 视野(图 5-5)。检测方法如下:首先要求被检者配戴矫正眼镜,注视中央黑色固视点。接下来询问受检者是否能看见中央的黑色圆点,如果受试者看不清或看不见,则令受检者指出看不清或看不见的范围,此种情况说明受检者可能存在相对或绝对中心暗点。再询问受检者是否能看见整个 Amsler 方格表,包括四个角和四条边,如果看不见则令其指出哪一部分看不见。继续询问受检者是否有一些格子看不清或看不见,并指出看不清的格子。最后询问受检者是否所有小方格都是正方形,是否存在线条弯曲的情况,如果有,同样请受检者指出线条弯曲的部分。

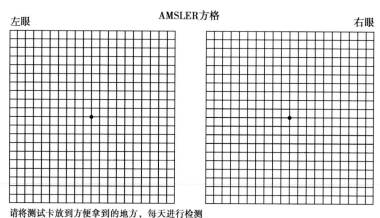

图 5-5   Amsler 方格

该方法便捷、准确,并且可以便于患者自己在家中进行自我检查,但缺点是只能评估中心视野,并且无法评估敏感度降低的程度。

3. 视野计检查   目前临床工作中主要使用自动视野计进行检查。以 Humphery(图 5-6)和 Octopus 两型最为常用。自动视野计最大的特点就是利用电脑软件对检测结果进行自动分析,为视野结果的判读分析提供了更加精确而标准的依据。

(1)检查方法:自动视野计检查依靠电脑程序完成检查工作,检查者需要注意的是要确保受检者充分理解应该如何配合检查,并且在检查过程中,检查者应该注意观察受检者的状态,以免受检者因注意力不集中等原因导致检查结果不可信。

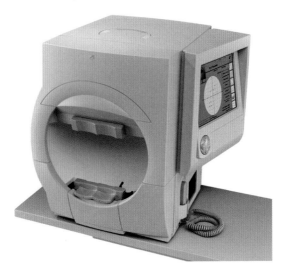

图 5-6　Humphery 视野计

（2）结果分析（以 Humphery 视野计为例）

1）可靠性分析：自动视野计检查是一种心理物理学检查方法，检查过程完全依赖患者的反应，因此，结果分析的第一步也是最重要的一步就是可靠性分析。可靠性分析的参数包括以下三个：①假阳性率（false POS errors）：为了避免机械声响以及患者习惯于刺激光点出现的节律而形成的预感，自动视野计有比例地出现无光点刺激的机械声，若受检者有应答则被记为假阳性反应。这种情况常发生于紧张焦虑或者未充分理解检查过程的患者。假阳性率超过 33.3% 时提示视野检查结果可能不可靠；②假阴性率（false NER errors）：自动视野计会在已经建立了阈值的区域呈现一个最亮的光刺激，用于检测受检者的自控能力及注意力。若受检者对于刺激不能应答，则记为假阴性反应，反映其注意力不集中。若假阴性率大于 33.3%，则视野检查结果的诊断价值有限；③固视丢失率（fixation losses）：自动视野计在检查过程中，会将光点成比例的投射到生理盲点区，若受检者对此光点刺激有应答即记录为一次固视丢失。固视丢失率超过 20%，则结果分析需要慎重。

2）检查结果解读：Humphery 视野计的结果包括灰度图及概率统计分析图。灰度图是按照视野检查的每一位点敏感度结果，将 dB 值以不同的灰阶来表示，dB 值越大则颜色越浅，表明该区域的敏感度越高（图 5-7）。

概率统计分析图是自动视野计通过自带的统计软件计算得出的概率图，可直观帮助分析视野检查结果。缺损的可能性越大，则用越深的颜色表示。包括总偏差概率图（total deviation）和模式偏差概率图（pattern deviation）。

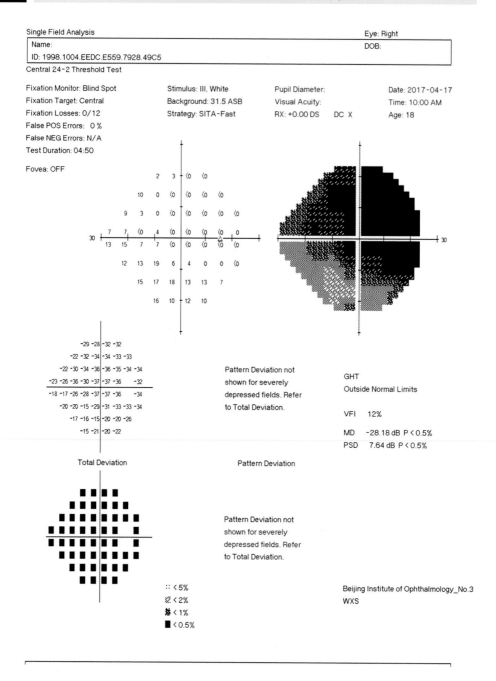

图 5-7　一例 Leber 遗传性视神经病变患者（携带 mtDNA m.14502T>C，m.11778G>A）的视野检查结果。Humphery 视野检查示右眼视野普遍敏感性下降，左眼中心暗点

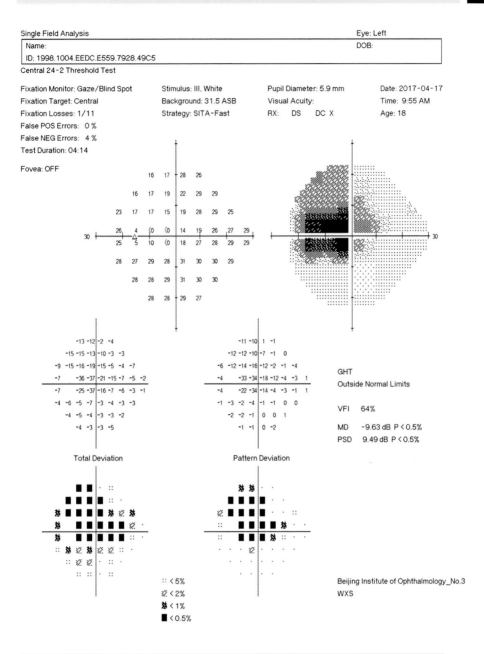

Single Field Analysis   Eye: Left

Name: DOB:
ID: 1998.1004.EEDC.E559.7928.49C5

Central 24-2 Threshold Test

Fixation Monitor: Gaze/Blind Spot   Stimulus: III, White   Pupil Diameter: 5.9 mm   Date: 2017-04-17
Fixation Target: Central   Background: 31.5 ASB   Visual Acuity: Time: 9:55 AM
Fixation Losses: 1/11   Strategy: SITA-Fast   RX: DS   DC X   Age: 18
False POS Errors: 0 %
False NEG Errors: 4 %
Test Duration: 04:14

Fovea: OFF

GHT
Outside Normal Limits

VFI   64%

MD   -9.63 dB P < 0.5%
PSD   9.49 dB P < 0.5%

Total Deviation   Pattern Deviation

∷ < 5%
▨ < 2%
▩ < 1%
■ < 0.5%

Beijing Institute of Ophthalmology_No.3
WXS

© 2010 Carl Zeiss Meditec
HFA II 750-30220-5.1.1/5.1.1

图 5-7(续)

（孙腾洋　陈纯洁）

第三节　色觉检查

色觉即颜色视觉，是指视网膜受到不同波长光线刺激之后产生的一种感觉。大多数视神经疾病可导致明显的色觉障碍。

色觉检查应该双眼分别进行，由于明亮光线可能引起短暂的色觉去饱和，因此色觉检查应该在瞳孔检查等需要亮光照射的检查之前进行。不同照明光源对颜色视觉有不同的影响，因此检查时应在标准照明 C 光源（即色温为 6 774K 的照明体）或较明亮的北面天空自然光线下进行。色觉检查的方法主要分为以下三种。

一、假同色图法

假同色图（pseudoisochromatic plates）通常称为色盲本（图 5-8），色盲本通常由以下三类图片组成：

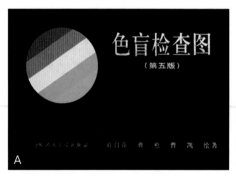 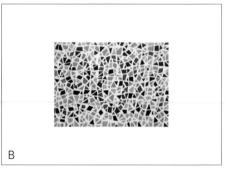

图 5-8　假同色图法
A. 俞氏色盲检查图第五版；B. 翻开至第四组 41 图，正常人可读出数字"908"，红绿色盲、红绿色弱者只能读出"0"

1. 示教图　主要目的是让被检者了解检查的目的和要求。示教图中构成图形的色斑的亮度、饱和度和色调均与背景有较大差别，正常人及色觉异常者均能读出。

2. 检出图　此类图主要用于鉴别被检者的色觉是否正常。色觉异常者主要是依据亮度及饱和度而不是靠色调来辨别颜色，此类图形就是根据这一原理设计的。此类图形中，有一部分是正常人可以读出而色觉异常者无法读出，另一部分是正常人无法读出而色觉异常者可以读出。

3. 鉴别图　此类图形的作用是鉴别红或绿色异常者。

本方法的优点是可以方便快捷地进行筛查,但缺点是无法查出黄蓝色异常,且继发性色觉障碍患者通常视力较差,难以配合此项检查。

二、色相排列法

此法为在固定照明条件下,令受检者将若干有色棋子按照颜色依次排列,将与前一个棋子颜色最相近的棋子排在后面,根据排列顺序是否正确来判断有无色觉异常及色觉异常的种类(图5-9)。色觉检查对于诊断遗传性视神经病变有一定的参考意义。有研究发现,Leber 遗传性视神经病变的患者多数表现为红绿色觉异常,而 ADOA 的患者常表现为黄蓝色异常。常用的色觉检查方法有以下几种。

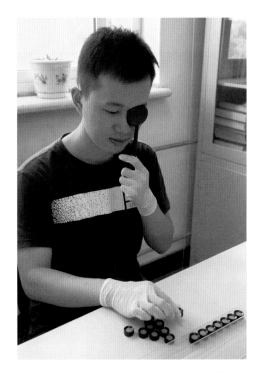

图5-9　受检者右眼进行色相排列法色觉检查

1. Farnsworth 100(FM-100)　此检查方法可以用于定量或者定性检查。检查道具由 93 个色相子组成,其中 8 个为固定参考子,85 个为可移动色相子,共分四盒。每盒具有两个固定子分别固定于盒子的两端,而可移动的色相子供受检者进行排列(图5-10)。

检查时,要求环境光线大于 270lx(勒克斯),瞳孔在自然状态下(非药物性散瞳)进行,两眼分别检查。屈光不正者配戴矫正眼镜,但注意不能配戴有色眼镜。检查者首先将第一盒中的色相子取出,随意放置,然后指导受检者按颜色变化的规律进行排列。之后相继完成第二、三、四盒。最后把色相子背面的序号记录在纸上,画出其轴向图并计算出错误分,以此判断受检者是否存在色觉异常及严重程度。

结果分析:①错误分:由于色相子很多,正常人也允许有错误的排列,但其错误的程度要比色觉障碍者轻;②轴向图:色觉正常的受检者的轴向图图形为最接近最内圈的圆形图,若某一颜色感知异常,则相应的色盘区图形向外移位,呈锯齿状。根据轴向图的形状,可以判断受检者的色觉障碍类型及严重程度。

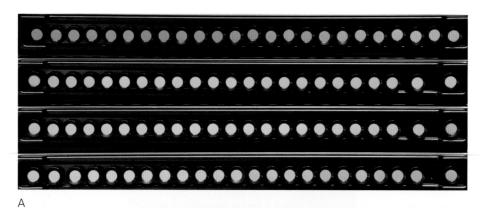

A

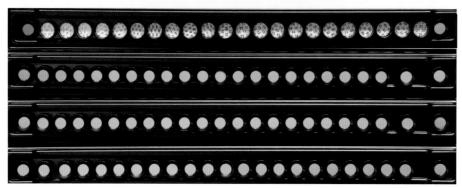

B

图 5-10　Farnsworth 100 色相子及其正确排列的结果

A. Farnsworth 100 有四行色相子,首行首尾两个色相子固定;B. 其余 85 个色相子背面有数字标识

TEST DE FARNSWORTH 100 HUE
FARNSWORTH 100 HUE TEST

Nom ______________________ Age __________ Date __________
Name

85	1	2	3	4	5	6	7	8	9	10	11	12	13	14	15	16	17	18	19	20	21
22	23	24	25	26	27	28	29	30	31	32	33	34	35	36	37	38	39	40	41	42
43	44	45	46	47	48	49	50	51	52	53	54	55	56	57	58	59	60	61	62	63
64	65	66	67	68	69	70	71	72	73	74	75	76	77	78	79	80	81	82	83	84

TEMPS
TIME

Test 1
Epreuve : __________

Test 2
Revision : __________

Test 3
Contre-épreuve: __________

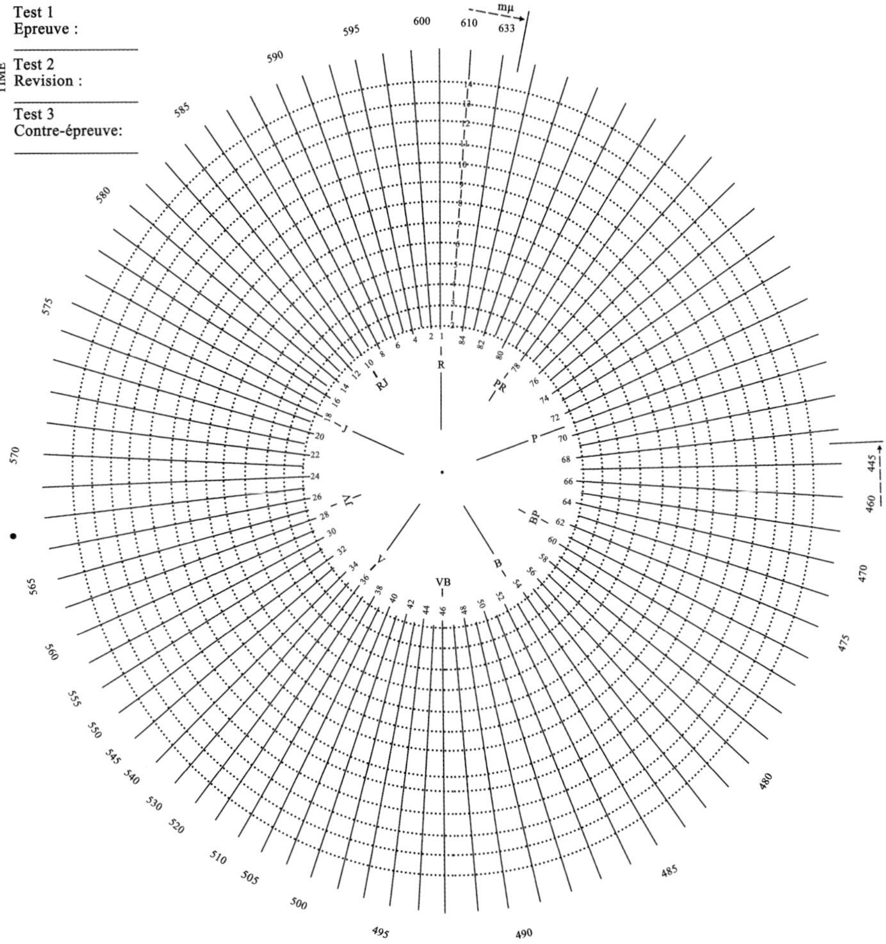

C

图 5-10（续）

C. 记录纸

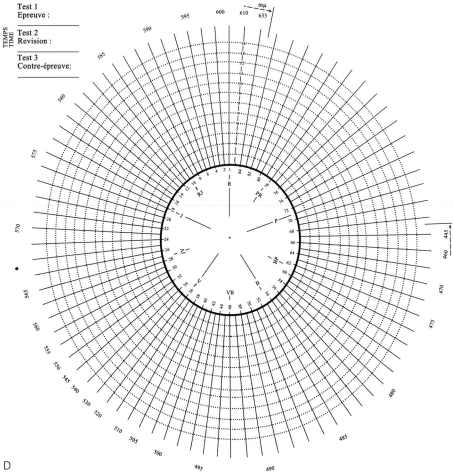

D

图 5-10（续）

D. 色觉正常者检测结果

此方法的优点是可以检出黄蓝色异常,并且可以较为准确地对色觉障碍进行定量,但其缺点是检查过程长,操作复杂,对患者的配合程度要求较高。

2. Farnsworth D-15 此检查方法与 Farnsworth 100 一样,同样属于色调配列检查法。由于 Farnsworth 100 检查操作较为复杂,耗时较长,检查器具较大,因此,将 Farnsworth 100 检查改良简化为 Farnsworth D-15。Farnsworth D-15 检查包括 16 个色相子,一个固定色相子作为参考,另外 15 个为可移动色相子。此检查方法的检查条件和步骤与 FM-100 一样。最后,将记录纸上的点从固定色相子开始依次按照序号连线,根据连线的图形轴向判断受检者色觉障碍的种类(图 5-11)。

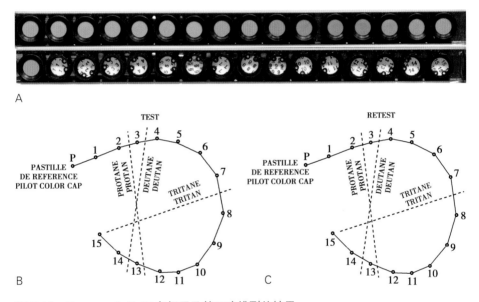

图 5-11 Farnsworth D-15 色相子及其正确排列的结果

A. 首个色相子固定,其后的 15 个色相子背面有数字标识,正确排列结果如 A 所示色相子按照蓝→绿→黄→粉→紫逐渐过渡;B. 将其翻转后可见背面数字,按照数字在记录纸上进行连线;C. 重复上述检查,本例受检者 Farnsworth D-15 色觉检查结果正常

检查方法:①首先,测试者打开 Farnsworth D-15 色相子的盒子,将按正确顺序排列的色相子展示给受试者;②将可移动色相子拿出并打乱顺序;③指导受试者"从盒子外面这些色相子中找到颜色看起来最像盒子里那颗色相子的,并把它放在盒子里那颗色相子的旁边",接下来指导受试者依次找出颜色最接近上一个放进盒子的色相子;④告知受试者没有时间限制,可以随时修改自己的排列顺序。提醒受试者尽量不要接触色相子的颜色部分,以避免

色相子污损。

结果分析：①将受试者摆放色相子的顺序记录在报告单上，并按照顺序连接报告单中代表色相子的圆点，根据连线判断受试者是否存在色觉异常以及色觉异常的类型。按照顺序连接为正常色觉，跨越一个色相子也视为正常色觉（图 5-12）；②若连线中有 2 条（或 2 条以上）的平行横断线，则表示受检者存在色觉异常。若横线将圆形图横切一次时，不表示存在色觉异常；③若横断线与红色盲、绿色盲或者蓝色盲的指示线平行，则可判定为该色盲；④若受试者排列色相子时为倒序排列（即顺序为 15-14-13……），这种情况可以重新进行此项检查。

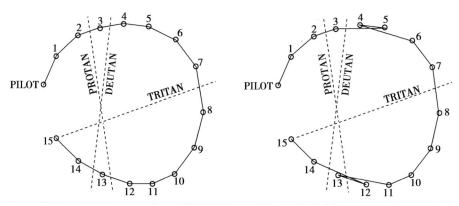

图 5-12　Farnsworth D-15 正常
顺序完全正确或跨越一个色相子均视为正常色觉

3. Lanthony D-15　Lanthony D-15 的色相子饱和度更低（图 5-13A），因此可以检出更轻微的色觉异常，并且可以检出黄蓝色异常（图 5-14）。此检查方法同样包括 16 个色相子。一个固定色相子作为参考，另外 15 个为可移动色相子。检查条件和步骤与 Farnsworth D-15 一样。最后，将记录纸上的点从固定色相子开始依次按照序号连线，根据连线的图形轴向判断受检者色觉障碍的种类（图 5-13B、C）。检查方法与 Farnsworth D-15 完全相同。

4. 色相排列法应用举例（图 5-15~图 5-17）。

三、色觉镜法

色觉镜检查的原理是基于红色光与绿色光混合可以得到黄色光。通常，检查时受检者单眼通过目镜可以看到上下分开的两个半圆形视野，上半为红、绿混合光，下半为黄光。检查时，嘱被检者通过调节旋钮改变上半视野中红光

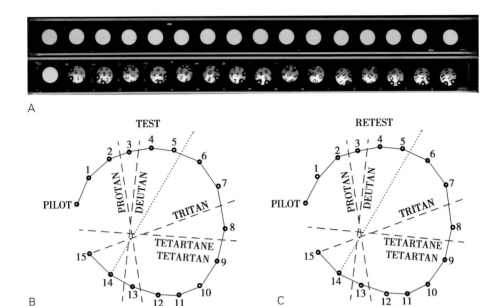

图 5-13 Lanthony D-15 色相子及其正确排列的结果

A. 首个色相子固定,其后的 15 个色相子背面有数字标识,正确排列结果;B. 将其翻转后可见背面数字,按照数字在记录纸上进行连线;C. 再重复上述检查,本例受检者 Lanthony D-15 色觉检查结果正常

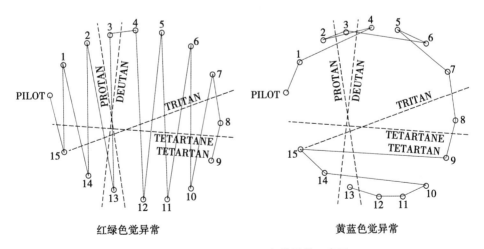

图 5-14 Lanthony D-15 色觉异常示意图

右眼 14 2 15 1 13 3 4 5 12 11 6 10 9 8 7
左眼 1 14 15 2 13 3 4 12 11 5 6 10 9 7 8

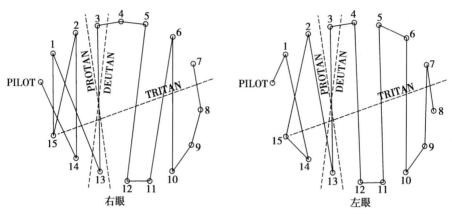

图 5-15   一例 LHON 患者(携带 mtDNA G14459A)Farnsworth D-15 检查结果示右眼绿色异常,左眼红色异常

右眼 2 3 4 6 5 1 7 12 10 13 9 11 8 14 15
左眼 2 3 5 1 7 4 6 12 9 10 11 8 13 15 14

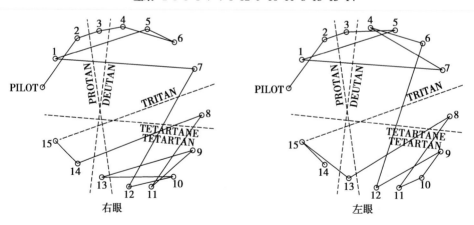

图 5-16   一例 ADOA 患者(携带 *OPA1* 基因杂合突变 c.870+2T>C)Lanthony D-15 色觉检查结果示右眼蓝色、黄蓝色异常,左眼黄蓝色异常

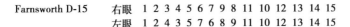

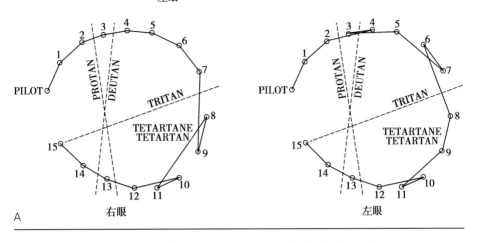

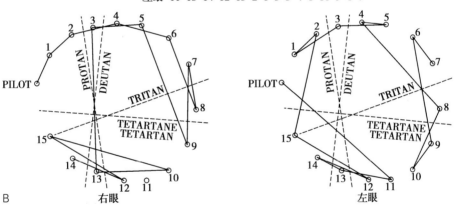

图 5-17　LHON 患者(携带 mtDNA m.3866T>C)Farnsworth D-15 检查与 Lanthony D-15 检查

A. Farnsworth D-15 检查提示右眼异常无特异性,左眼正常;B. Lanthony D-15 检查示右眼异常无特异性,左眼红绿色异常

和绿光的比例,同时,使用另一旋钮调节改变下方视野中黄光的亮度,直到受试者认为上半视野与下半视野的色调和亮度完全一致。此时,记录被检者的配比范围,据此判断受试者的色觉障碍类型及程度。

(孙腾洋　陈纯洁)

补 | 充 | 阅 | 读

1. 钟一声,叶纹.现代临床视野检查与解释.北京:人民军医出版社,2004.(全面介绍视野检查方法的参考书)

2. 刘昕妍,曹京源,周剑,等.Leber 遗传性视神经病变早期视野特点分析.中国中医眼科杂志,2016,26(4):250-254.(回顾性分析 31 例病程小于 6 个月的 LHON 患者的视野特点)

3. 苏捷,敖明昕,王薇.色觉检查在常见眼底病诊疗中的应用.国际眼科杂志,2016,16(8):1487-1491.(色觉检查的常用方法及其临床应用综述)

4. 谢玥,陈洁琼,许可,等.中国人可疑遗传性视神经萎缩患者线粒体 DNA 分析及临床特征.眼科,2015(2):85-89.(回顾分析 133 例确诊 LHON 患者的色觉特征)

5. 谢玥,陈洁琼,许可,等.中国人可疑遗传性视神经萎缩患者 OPA1 基因突变分析及临床特征.眼科,2015(2):79-84.(回顾分析 26 例确诊 ADOA 患者的色觉特征)

第六章

病 例 分 析

病例 1 常见线粒体原发突变所致典型 LHON 病例

患者男性,15 岁,无明显诱因双眼先后视力下降 10 个月,右眼先于左眼 8 个月。发病初期在外院诊断为"视神经炎",应用激素治疗效果不明显。转诊至其他医院补充询问病史后发现患者家系中有多名成员视力不好(图 6-1),遂转至北京市眼科研究所遗传室行 LHON 相关线粒体基因检测。

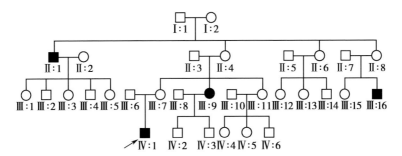

图 6-1 母系遗传家系图,黑色箭头所指为先证者(Ⅳ:1),家系中先证者的姨妈(Ⅲ:9),表舅(Ⅲ:16)和表舅姥爷(Ⅱ:1)有类似病史

既往史及家族史:既往体健,家系中一个姨妈、一个表舅及表舅姥爷有类似病史。

眼科检查:最佳矫正视力右眼前指数,左 0.08;眼压右 18mmHg,左 24mmHg;双眼角膜透明,前房深,瞳孔直径 6mm,直接对光反射迟钝,晶状体透明;右眼视盘界清色淡,左眼视盘鼻侧界不清,颞侧色淡,双眼视网膜血管未见明显迂曲扩张,黄斑中心凹反光可见(图 6-2)。

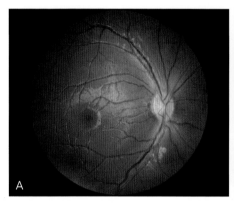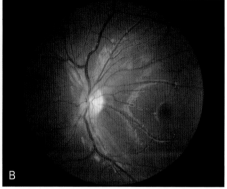

图 6-2   先证者眼底彩照

A. 右眼视盘边界清晰,色淡红,视盘颞侧 RNFLD;B. 左眼视盘鼻侧界不清,颞侧色苍白,未见明显 RNFLD

辅助检查:后节 OCT 提示双眼黄斑区结构形态未见明显异常,右眼视盘颞侧 RNFLD,上方及下方视网膜神经纤维层增厚,左眼视盘上方及下方神经纤维层明显增厚(图 6-3)。Lanthony D-15 色觉检查提示患者右眼视力差无法配合,左眼绿、蓝色觉异常(图 6-4)。

初步诊断:双眼视神经病变,LHON 可能性大

基因检测:m.11778G>A

诊断思路:青少年男性,无明显诱因亚急性起病,双眼先后视力下降。家系图特点如下:家系中代代有患者且患者均为母系成员,男性患者的子代均无病,男性患者母亲可为携带者不发病,女性携带者或患者的子代可发病。先证者眼底像示右眼为部分萎缩期,左眼为假性水肿期。通过明确的母系遗传家族史及眼底表现不难与其他视神经病相鉴别,应首先考虑 LHON 并行基因检测予以确诊,一旦确诊 LHON,可酌情给予患者服用艾地苯醌。

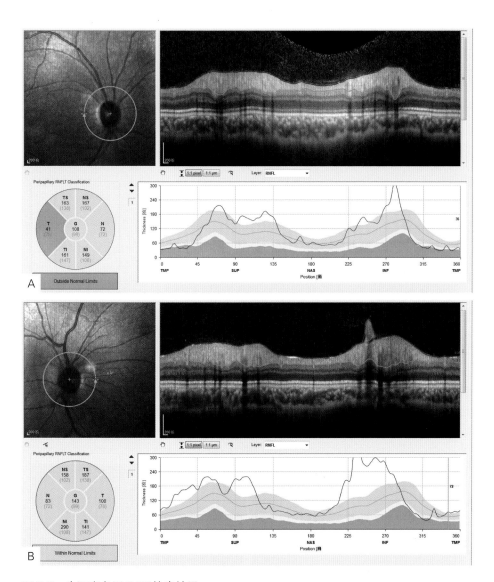

图 6-3　先证者盘周 OCT 检查结果

A. 右眼视盘颞侧 RNFLD；B. 左眼视盘上方及下方明显 RNFL 增厚

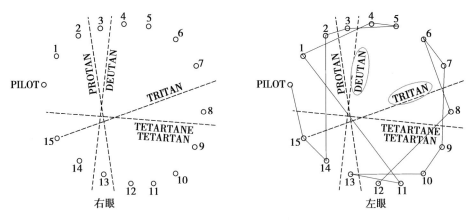

图 6-4　先证者 Lanthony D-15 色觉检查结果

患者右眼视力差（眼前指数）无法配合，左眼绿、蓝色觉异常

病例 2　常见线粒体原发突变所致散发 LHON 病例

患者男性，15 岁，无明显诱因双眼先后视力下降 1 年余，右眼先于左眼 1 个月，否认眼痛头痛。

既往史及家族史：既往体健，否认家族中有类似病史（家系图见图 6-5）。

眼科检查：最佳矫正视力：右眼眼前指数，左眼手动；双眼角膜透明，前房深，瞳孔直接对光反射迟钝，晶状体透明；双眼视盘界清色淡白，颞侧甚，双眼视网膜血管未见明显迂曲扩张，黄斑中心凹反光可见（图 6-6）。

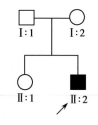

图 6-5　病例 2 家系图

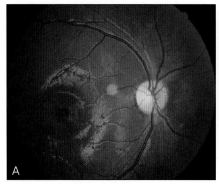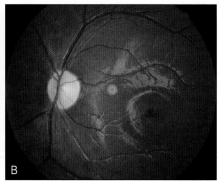

图 6-6　先证者眼底彩照

A、B. 双眼视盘边界清晰，鼻侧色淡颞侧色苍白

辅助检查:后节 OCT 提示双眼黄斑区结构形态未见明显异常,双眼视盘颞侧、颞上、颞下及鼻侧 RNFLD(图 6-7)。PVEP 双眼 P100 波潜伏期正常,振幅降低,FVEP 双眼 P2 波振幅降低。中周视野提示先证者双眼中心视野环状缺损(图 6-8)。色觉检查无法配合。

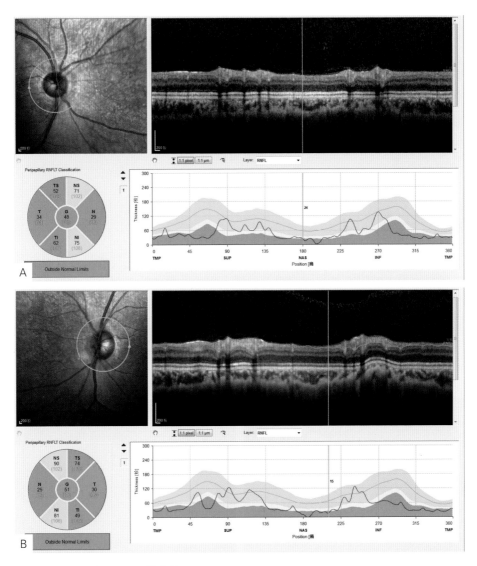

图 6-7　先证者盘周 OCT 检查结果

A、B. 双眼视盘鼻侧、颞侧、颞上和颞下象限 RNFLD

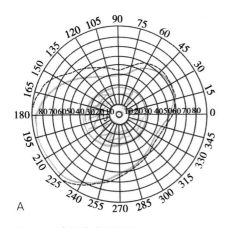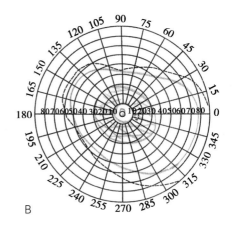

图 6-8 先证者中周视野

A、B. 双眼中心视野环状缺损

初步诊断:双眼视神经萎缩,LHON 待排

基因检测:m.11778G>A

诊断思路:青少年男性,无明显诱因亚急性起病,双眼先后视力下降。患者及其家属否认家族史,行基因检测后发现先证者 m.11778G>A,家系共分离验证发现其母亲(Ⅰ:2)与姐姐(Ⅱ:1)均携带相同突变。先证者母亲双眼最佳矫正视力为 1.0,先证者姐姐双眼最佳矫正视力右眼 1.0,左眼 0.8,携带相同突变的同一家系患者表型各不相同(图 6-9~ 图 6-14)。当门诊医师询问患者家族史时,多数患者及其家属仅以视力作为评价标准,从而导致 LHON 散发概率较高。提示我们青少年男性无明显诱因无痛性双眼先后视力下降,即使否认家族史也应先行基因检测以免误诊、漏诊。

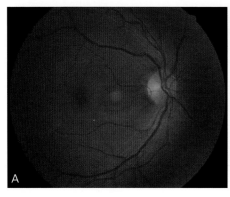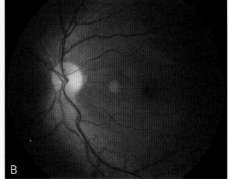

图 6-9 先证者母亲眼底彩照

A、B. 双眼视盘界清,鼻侧色可,颞侧色淡

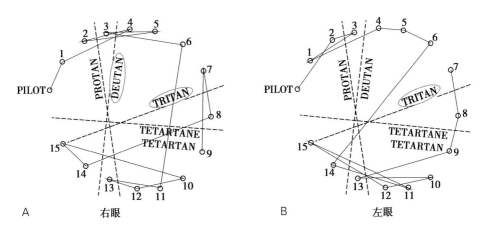

图 6-10 先证者母亲 Lanthony D-15 色觉检查

A、B. 受检者右眼绿、蓝色觉异常,左眼蓝色觉异常

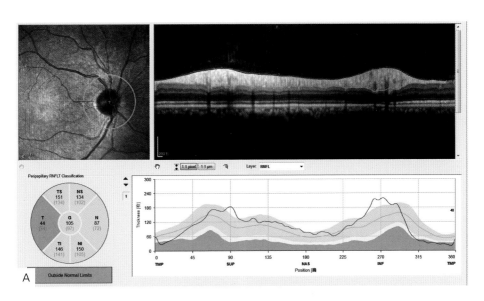

图 6-11 先证者母亲盘周 OCT 检查结果

A、B. 双眼视盘颞侧 RNFLD,鼻上及鼻下象限 RNFL 增厚

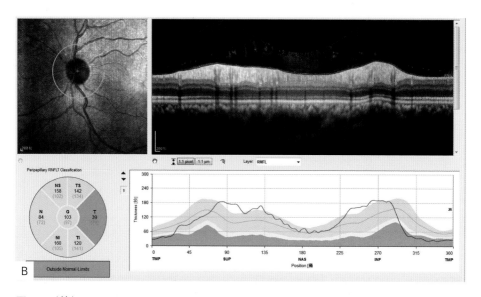

图 6-11(续)

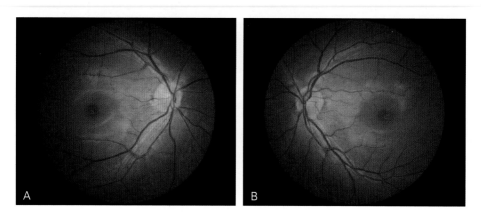

图 6-12　先证者姐姐眼底彩照

A、B. 双眼视盘边界清晰,色可

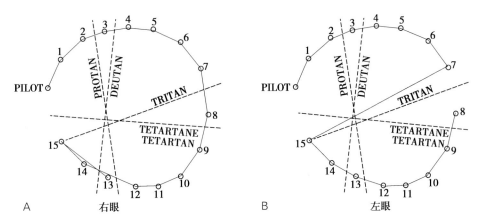

图 6-13　先证者姐姐 Lanthony D-15 色觉检查

A、B. 双眼色觉异常但无特异性

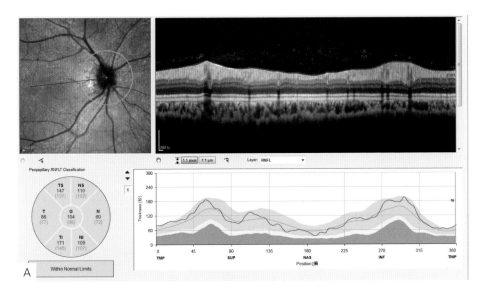

图 6-14　先证者姐姐盘周 OCT 检查结果

A、B. 双眼视盘颞下象限 RNFL 增厚

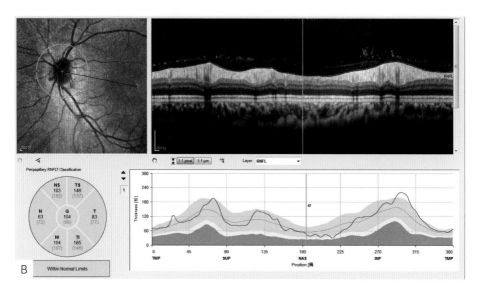

图 6-14（续）

病例 3　罕见线粒体原发突变所致 LHON 病例

患者男性,34 岁,左眼反复视力下降 5 个月。5 个月前某日加班熬夜后突发左眼视物模糊,否认眼球转动痛,当时最佳矫正视力为 1.0/0.7,于当地医院诊断为"左视神经炎",予以甲泼尼龙 500mg×4 天,甲泼尼龙 250mg×2 天静滴,治疗后病情好转视力有所恢复。4 个月前左眼再次出现视物模糊,否认眼球转动痛,当时最佳矫正视力为 1.0/ 指数,于当地医院诊断为"左视神经炎",予以甲泼尼龙 1000mg×4 天,500mg×2 天静滴,之后改口服波尼松 80mg,逐渐减量,患者视力未见明显改善,遂转至北京市眼科研究所遗传室行 LHON 相关线粒体基因检测。

既往史及家族史:既往体健,否认家族中有类似病史(家系图见图 6-15)。

眼科检查:就诊时最佳矫正视力右眼 1.0,左眼手动;双眼角膜透明,前房深,左眼 RAPD 阳性,双眼晶状体透明;眼底表现为双眼视盘界欠清,右眼色红,左眼色淡,网膜血管走行好,右眼黄斑中心凹反光存,左眼黄斑中心凹色素变动(图 6-16)。

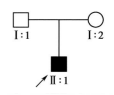

图 6-15　病例 3 家系图

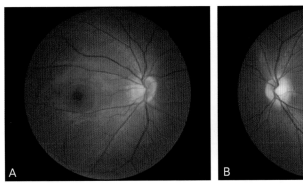
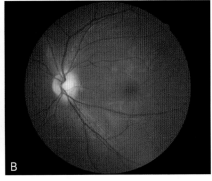

图 6-16 先证者眼底彩照
A. 右眼视盘边界欠清晰色红,网膜血管走行好,黄斑中心凹反光存;B. 左眼视盘边界
欠清晰,色淡白颞侧著,网膜血管走行好,黄斑中心凹色素变动

辅助检查:后节 OCT 提示右眼黄斑区结构形态未见明显异常(图 6-17A),
左眼黄斑中心凹椭圆体带/嵌合体带反射欠佳(图 6-17B),右眼视盘鼻侧

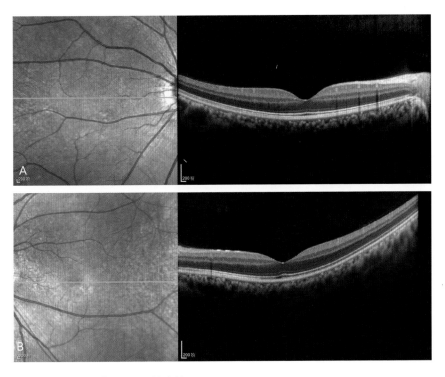

图 6-17 先证者黄斑 OCT 检查结果
A. 右眼黄斑区结构形态未见明显异常;B. 左眼黄斑中心凹椭圆体带/嵌合体带反射欠佳

RNFL 薄变,颞上 RNFL 增厚(图 6-18A),左眼视盘鼻侧 RNFL 薄变,上方和颞下象限 RNFL 增厚(图 6-18B);Lanthony D-15 色觉检查提示患者右眼蓝色觉异常(图 6-19A),左眼由于视力差无法配合(图 6-19B)。

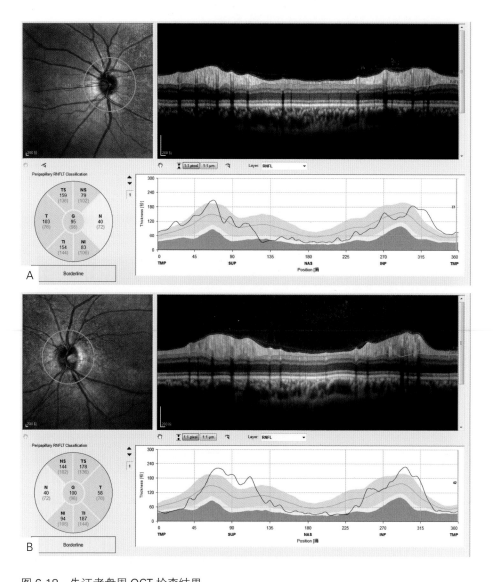

图 6-18　先证者盘周 OCT 检查结果

A. 右眼视盘鼻侧 RNFL 薄变,颞上 RNFL 增厚;B. 左眼视盘鼻侧 RNFL 薄变,上方和颞下象限 RNFL 增厚

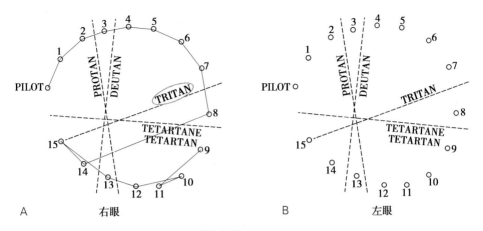

图 6-19 先证者 Lanthony D-15 色觉检查结果

A. 右眼蓝色觉异常;B. 左眼由于视力差无法配合 Lanthony D-15 色觉检查

初步诊断:左眼视力下降原因待查

基因检测:m.14502T>C

诊断思路:青年男性,无明显诱因急性起病,单眼反复视力下降,先证者双眼视盘界欠清,右眼色红,左眼色淡,激素治疗先有效后无效,较难与视神经炎相鉴别,故本室对患者进行 LHON 相关位点检测,发现 m.14502T>C,该突变已被 MITOMAP 收录为 LHON 罕见原发突变。国内学者对于 m.14502T>C 致病性还存在较大争议,由于该位点常与 m.11778G>A 同时出现,部分学者认为 m.14502T>C 为 LHON 继发突变位点,但这一观点还需通过功能试验进一步验证。针对 LHON 目前虽无治疗方法,但明确诊断可避免全身应用激素引起的副作用。

病例 4　线粒体候选原发突变所致 LHON 病例

患者男性,19 岁,双眼先后亚急性视力下降 3 个月,右眼先于左眼 2 个月,否认眼球转动痛,在外院行激素冲击治疗无效。患者在外院行基因检测,通过二代测序未检测到与疾病表型相关的致病突变,基因列表见表 6-1。

表 6-1　外院二代测序基因列表

ACO2	ACTA1	A1PL1	ANTXR1	APTX	ASB10	ATF6
ATM	ATP13A2	ATP1A3	ATXN10	BFSP2	C10orf11	C12orf57
C12orf65	CACNA1A	CACNA1F	CAPN3	CASK	CAV3	CC2D2A

续表

CEP290	CFL2	CISD2	CLDN19	CNGA3	CNGB3	COL6A1
COL6A2	COL6A3	CRB1	CRX	CRYGC	DCN	DNA2
DNM1L	DUX4	DYSF	ELOVL4	EMD	EPHA2	FHL1
FRMD7	FTO	GDF6	GJA8	GJB1	GNAT2	GP1B1
GPR143	GUCY2D	HESX1	IMPDH1	ITGA7	KCTD7	KIF21A
KLC2	LAMA2	LCA5	LIM2	LRAT	MANBA	MAPT
MFN2	MRE11	MT-ND1	MT-ND3	MT-ND4	MT-ND4L	MT-ND5
MT-ND6	MT-T1	MT-TL1	MT-TL2	MT-TN	MYH2	MYH7
MYOT	NBAS	NEB	NMNAT1	NR2F1	NTF4	NXNL1
NYX	OCA2	OPA1	OPA3	OPA6	OPN1LW	OPN1MW
OPTN	PAX2	PAX6	PEX16	PHOX2A	POLG	POLG2
POMGNT1	PRKCG	PRPS1	RAB18	RAB3GAP1	RAB3GAP2	RAB7A
PD3	RDH12	RNASEH1	ROBO3	RPE65	RPGRIP1	RPGRIP1L
RRM2B	RS1	RYR1	SALL2	SBF2	SDHA	SELENON
SGCA	SGCB	SGCG	SIX6	SLC16A2	SLC24A1	SLC24A5
SLC25A4	SLC38A8	SLC4A11	SLC6A5	SLC9A6	SOX10	SPATA7
SPG7	SYNE1	SYNE2	TBC1D20	TCAP	TEAD1	TIMM8A
TK2	TLR6	TMEM126A	TMEM67	TNNT1	TPM3	TUBA8
TUBB3	TUBGCP4	TULP1	TYR	TYRP1	UCHL1	VCAN
WDR36	WDR73	WFS1				

　　既往史及家族史:既往体健,否认家族中有类似病
史(家系图见图6-20)。

　　眼科检查:就诊时最佳矫正视力右眼0.12,左眼
0.04;双眼角膜透明,前房深,瞳孔圆,直径4mm,直接
对光反射存在,晶状体透明;眼底表现为双眼视盘界
清,颞侧色苍白,网膜血管走行好,黄斑中心凹反光存
(图6-21)。

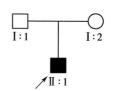

图6-20　病例4家系图

　　辅助检查:后节OCT提示双眼黄斑区结构形态未见明显异常,右眼鼻侧
和颞侧RNFLD(图6-22A),左眼颞下方RNFLD(图6-22B);PVEP示双眼P100
波潜伏期正常,振幅降低(图6-23);视野示右眼颞侧偏盲,左眼上方暗点(图
6-24);FFA未见明显异常;Lanthony D-15色觉检查提示患者双眼全色盲。

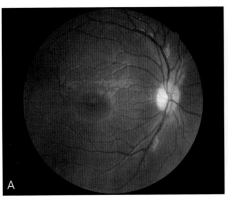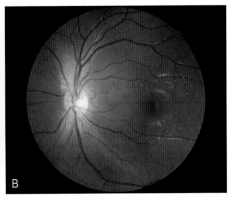

图 6-21　先证者眼底彩照

A、B. 双眼视盘边界清晰,颞侧色苍白,网膜血管走行好,黄斑中心凹反光存

初步诊断:双眼视神经病变,原因待查

基因检测:m.3472T>C

诊断思路:青少年男性,无明显诱因亚急性起病,双眼先后视力下降,先证者双眼视盘颞侧颜色淡白,激素治疗无效,二代测序未检测到致病基因,由于多数检测机构仅检测十余个 LHON 原发位点而忽略候选位点,故本室

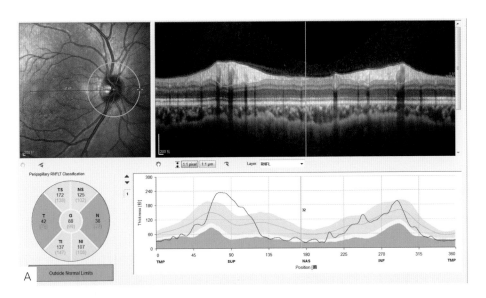

图 6-22　先证者盘周 OCT 检查结果

A. 右眼视盘鼻侧和颞侧 RNFLD,右眼颞上和颞下象限 RNFL 增厚

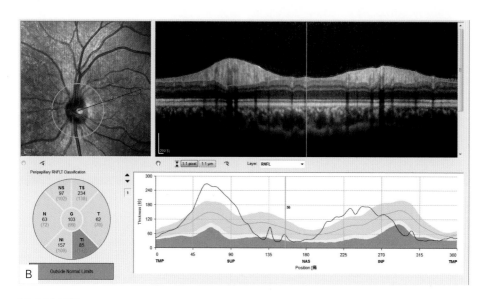

图 6-22（续）

B. 左眼视盘颞下方 RNFLD,颞下和鼻上象限 RNFL 增厚

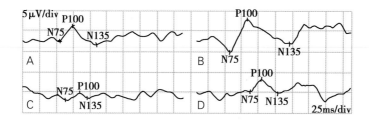

图 6-23　先证者视觉电生理检查结果

A. 右眼 PVEP 60' 方格 P100 波潜伏期正常,振幅降低;B. 左眼 PVEP 60' 方格 P100 波潜伏期正常,振幅正常;C. 右眼 PVEP15' 方格 P100 波潜伏期正常,振幅降低;D. 左眼 PVEP 15' 方格 P100 波潜伏期延迟,振幅降低

再次对患者进行 LHON 相关位点检测,发现一个 LHON 相关候选原发位点 m.3472T>C 突变,有学者研究发现该位点位于 ND1 蛋白的高度保守区,该突变会导致呼吸链复合酶 I 活性降低,故 m.3472T>C 已被 MITOMAP 收录为 LHON 候选位点。针对这类患者临床医生需根据病人临床表现结合基因检测结果综合分析。

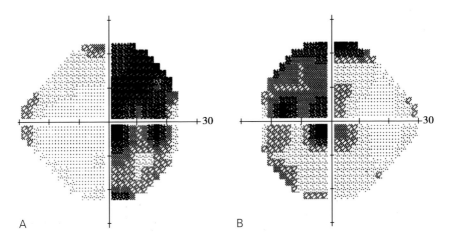

图 6-24 先证者视野检查结果

A. 右眼视野颞侧偏盲,颞侧视敏度降低,颞上象限视野缺损;B. 左眼视野上方暗点,颞上象限视敏度降低

病例 5 携带线粒体双常见原发突变所致 LHON 病例

患者女性,12 岁,右眼视力下降 1 个月,否认眼球转动痛。

既往史及家族史:既往体健,家系中所有母系成员均表现出视力下降或已诊断视神经病变(家系图见图 6-25)。

眼科检查:就诊时最佳矫正视力右眼 0.05,左眼 0.8;双眼角膜透明,前房中深,房水清晰,瞳孔圆,右眼 RAPD+,晶状体透明。眼底表现为右眼视盘边界不清色红,视网膜静脉迂曲扩张,黄斑中心凹反光存(图 6-26A),左眼视盘边界清晰色好,未见明显视盘充血或苍白,网膜血管形态可,黄斑中心凹反光存(图 6-26D)。

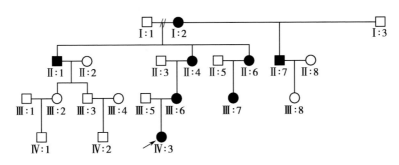

图 6-25 病例 5 家系图

典型的母系遗传家系图,先证者家系中所有母系成员均已发病

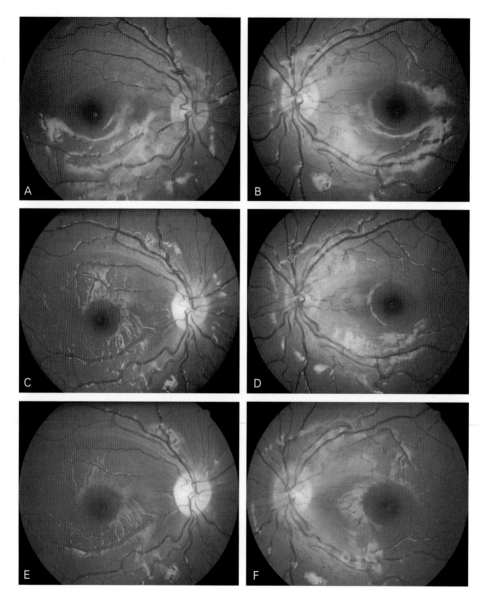

图 6-26　先证者眼底彩照

A. 首诊时(2011.02.19),先证者右眼视盘边界清晰色红,视网膜静脉迂曲扩张;B. 首诊时,左眼视盘边界清晰色好,未见明显视盘充血或苍白;C. 21 个月后第一次复查时(2012.11.07),右眼视盘边界清晰,视盘充血消退,视盘颞侧颜色变淡;D. 第一次复查时左眼视盘边界清晰,色红充血,网膜静脉稍迂曲;E. 第二次复查时(2012.12.12),右眼视盘边界清晰,视盘颞侧颜色淡白,乳头黄斑束神经纤维较之前变薄;F. 第二次复查时左眼视盘边界不清,鼻侧充血,颞侧色淡,网膜静脉迂曲

初步诊断：双眼视力下降原因待查，LHON可能性大

基因检测：m.11778G>A和m.3460G>A

诊断思路：青少年女性，无明显诱因急性起病，单眼视力下降，有明确的视神经萎缩家族史，家系图符合母系遗传特征，本病例的特征在于先证者家系中女性患者的子代均患病，男性患者的子代均无病，符合母系遗传方式。但该家系外显率明显高于一般LHON家系，这可能与m.11778G>A和m.3460G>A双原发突变的共同作用有关。通过初诊和两次随访发现先证者右眼由充血水肿期向部分萎缩期进展，左眼由背景期向充血水肿期进展（图6-26）。

病例6 携带线粒体常见原发突变及罕见原发突变所致 LHON 病例

患者男性，19岁，无明显诱因双眼先后视力下降6个月，右眼先于左眼4个月，否认眼痛头痛。外院曾予以激素治疗（具体不详），视力未改善。

既往史及家族史：视力下降前曾有感冒，否认家族中有类似病史（家系图见图6-27）。

眼科检查：最佳矫正视力右眼0.05，左眼0.4；双眼角膜透明，前房深，晶状体透明；右眼视盘边界不清，鼻侧充血颞侧色淡白，视网膜静脉稍迂曲，黄斑中心凹反光可见（图6-28A），左眼视盘边界不清，盘周充血色红，下方视网膜静脉迂曲，

图6-27 病例6家系图

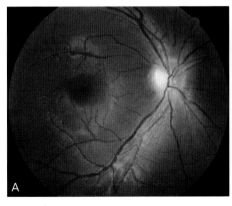
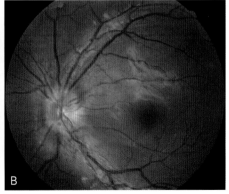

图6-28 先证者眼底彩照

A. 右眼视盘边界不清，鼻侧充血颞侧色淡白，视网膜静脉稍迂曲，黄斑中心凹反光可见；

B. 左眼视盘边界不清，盘周充血色红，下方视网膜静脉迂曲，黄斑中心凹反光可见

黄斑中心凹反光可见(图 6-28B)。

　　辅助检查:后节 OCT 提示双眼黄斑区结构形态未见明显异常,右眼视盘颞下侧 RNFL 薄变、颞上、鼻下 RNFL 增厚(图 6-29A),左眼视盘颞上方和下方 RNFL 明显增厚(图 6-29B)。PVEP 左眼 P100 波潜伏期正常,振幅正常(图 6-30A),右眼无法配合;FVEP 右眼 P2 波振幅明显降低(图 6-30B),左眼波形大

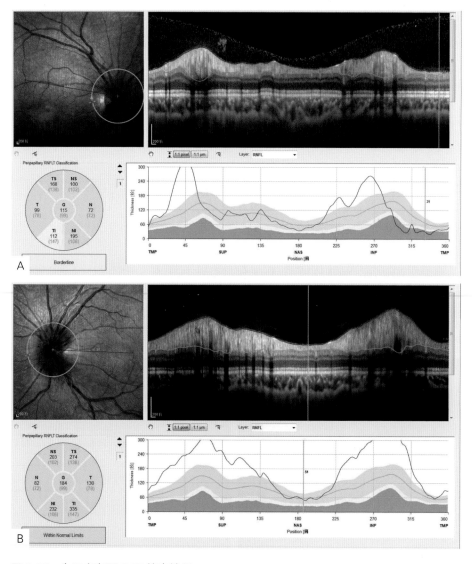

图 6-29　先证者盘周 OCT 检查结果

A. 右眼视盘颞下侧 RNFL 薄变、颞上、鼻下 RNFL 增厚;B. 左眼视盘颞上方和下方 RNFL 明显增厚

致正常（图6-30C）。视野提示先证者右眼中心及颞上视野缺损（图6-31A），左眼生理盲点扩大（图6-31B）。Lanthony D-15 色觉检查提示先证者右眼绿色觉异常，左眼基本正常。

图6-30　先证者视觉电生理检查结果
A. 左眼 PVEP 60' 方格 P100 波潜伏期正常，振幅降低；B. 右眼 FVEP P2 波振幅明显降低；C. 左眼 FVEP 波形大致正常

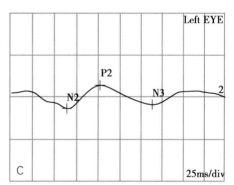

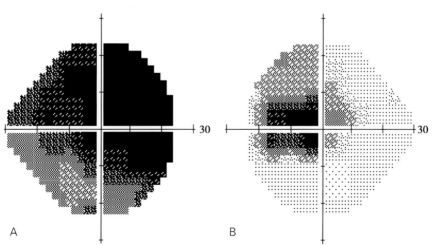

图6-31　先证者视野检查结果
A. 右眼中心及颞上视野缺损；B. 左眼生理盲点扩大

初步诊断：双眼视神经萎缩，LHON 待排

基因检测：m.11778G>A 和 m.14502T>C

诊断思路：青少年男性，感冒后出现双眼先后视力下降，无眼痛，双眼视盘有充血表现，患者及其家属否认视神经病变家族史，外院拟诊为"视神经炎"予以激素治疗，疗效差。故转诊至我院时考虑其 LHON 可能性大，通过基因检测发现先证者 m.11778G>A 和 m.14502T>C 双原发突变，此为本室目前检出频率最高的双突变形式。本室 647 LHON 患者中有 25 例携带 m.14502T>C 单突变，22 例携带 m.11778G>A 及 m.14502T>C 双突变。近一半的 m.14502T>C 伴随 m.11778G>A 同时出现，因此有学者推测 m.14502T>C 致病性较低，将其划分为 LHON 的继发突变。

病例 7　携带线粒体双候选原发突变所致 LHON 病例

患者女性，13 岁，无痛性双眼视力下降 1.5 个月，否认眼痛，激素治疗无效。

既往史及家族史：既往体健，母亲 12 岁时突发双眼视力下降（家系图见图 6-32）。

眼科检查：最佳矫正视力右眼 0.1，左眼 0.1；双眼角膜透明，前房深，双瞳孔等大，直径 4mm，对光反射灵敏，晶状体透明；右眼视盘边界模糊，色红，下方视网膜静脉迂曲，黄斑中心凹反光存（图 6-33A），左眼视盘边界清颞侧色稍淡，网膜血管未见明显迂曲扩张，双眼黄斑中心凹反光存（图 6-33B）。

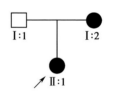

图 6-32　病例 7 家系图

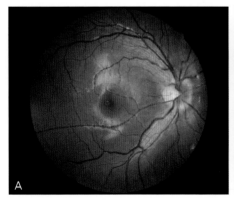
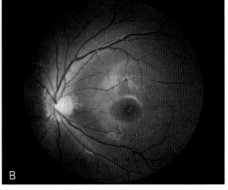

图 6-33　先证者眼底彩照

A. 右眼视盘边界模糊色红，下方视网膜静脉迂曲；B. 左眼视盘边界清颞侧色稍淡，网膜血管未见迂曲扩张

辅助检查:后节 OCT 提示双眼黄斑区结构形态未见明显异常,右眼视盘上方和下方 RNFL 增厚(图 6-34A),左眼视盘鼻侧和颞侧 RNFL 薄变(图 6-34B)。

初步诊断:双眼视神经萎缩,LHON 待排

基因检测:m.4160T>C 和 m.14831G>A

诊断思路:青少年女性,无明显诱因亚急性起病,双眼无痛性视力下降,激素治疗无效,右眼盘周充血水肿,左眼视盘色红,家系中先证者母亲有类似

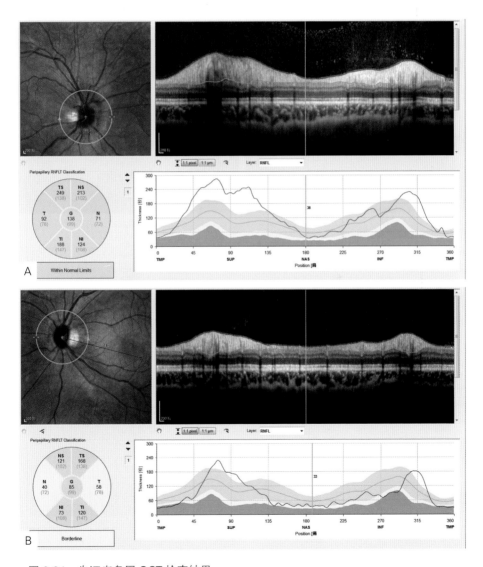

图 6-34　先证者盘周 OCT 检查结果

A.右眼视盘上方和下方 RNFL 增厚,上方著;B.左眼视盘鼻侧及颞侧 RNFL 薄变

病史,常见原发突变及罕见原发突变检测均为阴性,将检测范围扩大到候选原发位点时检测到 m.4160T>C 和 m.14831G>A 双突变,患者母亲携带相同突变。先证者母亲 12 岁时突发双眼视力下降,现今双眼最佳矫正视力为 0.5,检查眼底发现其双眼视盘边界清晰,色淡白,颞侧重,相应处弥漫性 RNFLD(图 6-35,图 6-36)。此病例提示我们扩大检测范围可以提高 LHON 检出率,明确诊断后可避免全身应用激素。

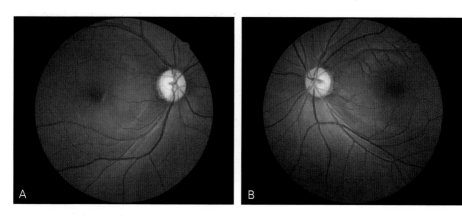

图 6-35　先证者母亲眼底彩照
双眼视盘界清,色淡白

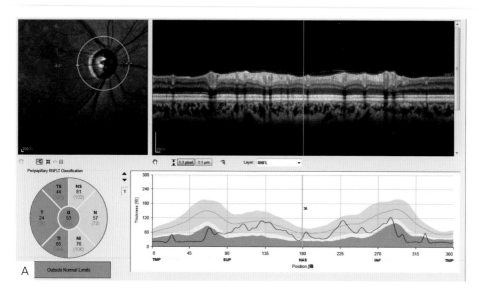

图 6-36　先证者母亲盘周 OCT 检查结果
A. 右眼视盘颞侧弥漫性 RNFLD

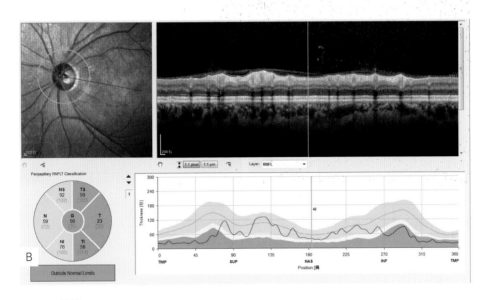

图 6-36（续）

B. 左眼视盘颞侧弥漫性 RNFLD

病例 8　早发 LHON 病例

患者男性,7岁,无明显诱因双眼突然视力下降1个月,否认眼痛。

既往史及家族史:既往体健,否认家族中有类似病史(家系图见图6-37)。

眼科检查:双眼最佳矫正视力0.02;双眼角膜清,前房深,双瞳孔等大,直径4mm,直接对光反射存在,晶状体透明;右眼视盘边界不清,色正,颞上方视网膜血管明显迂曲,RNFLD(−),黄斑中心凹反光可见(图6-38A),左眼视盘边界清,颞侧色淡,网膜血管未见明显迂曲扩张,RNFLD(−),黄斑中心凹反光可见(图6-38B)。

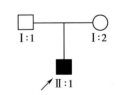

图 6-37　病例 8 家系图

辅助检查:PVEP双眼三种空间频率P100峰时延迟,振幅值降低(图6-39A);FVEP双眼P2波峰时正常,振幅值降低(图6-39B)。Lanthony D-15色觉检查提示双眼色觉异常但无特异性。

初步诊断:双眼视力下降,原因待查

基因检测:m.14484T>C 和 m.14502T>C

诊断思路:儿童男性,亚急性起病,无明显诱因双眼无痛性视力下降,患者

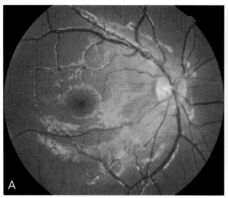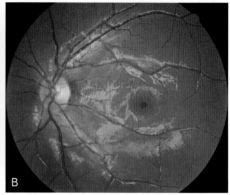

图 6-38 先证者眼底彩照

A. 右眼视盘边界不清,色正,颞上方视网膜血管明显迂曲,RNFLD(−),黄斑中心凹反光可见;

B. 左眼视盘边界清,颞侧色淡,视网膜血管未见明显迂曲扩张,RNFLD(−),黄斑中心凹反光可见

检查参数:右眼:1.0-100.0Hz 80K=250μV 左眼:1.0-100.0Hz 80K=250μV

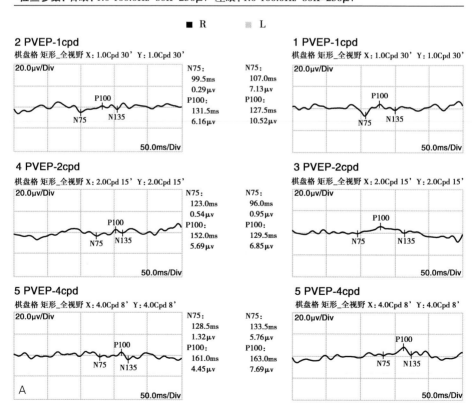

图 6-39 先证者视觉电生理检查结果

A. 双眼 PVEP 三种空间频率 P100 峰时延迟,振幅值降低

检查参数：右眼：1.0-100.0Hz 80K=250μV　左眼：1.0-100.0Hz 80K=250μV

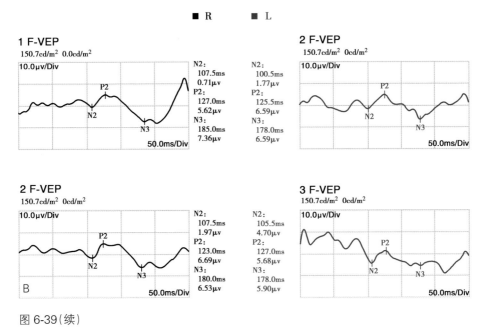

图 6-39（续）

B. 双眼 FVEP P2 波峰时正常，振幅值降低

及其家属否认视神经病家族史，其眼底表现为右眼视盘轻度水肿，盘周 RNFL 增厚，左眼视盘颞侧色淡，未见明显 RNFLD；电生理提示先证者双眼视路功能异常。通过基因检测发现先证者 m.14484T>C 和 m.14502T>C 双突变。此病例提示对于儿童期无明显诱因突发视力下降的散发患者不可忽视 LHON 相关线粒体 DNA 检测。

病例 9　晚发 LHON 病例

　　患者男性，57 岁，服用乙胺丁醇后出现双眼视力下降 2 个月。2018 年 3 月患者查出肺结核，服用乙胺丁醇 40 天后出现双眼视力下降，现已停用乙胺丁醇 6 周，视力仍未恢复。

　　既往史及家族史：既往体健，否认家族中有类似病史（家系图见图 6-40）。

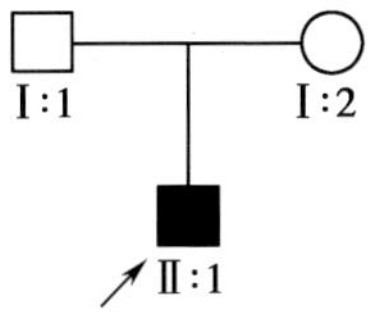

　　眼科检查：最佳矫正视力右眼 0.12，左眼 0.04；双眼角膜清，前房深，双瞳孔等大，直径 3mm，直接对光

图 6-40　病例 9 家系图

反射存在,晶状体皮质浑浊;双豹纹状眼底,双眼视盘边界清,色正,网膜血管未见明显迂曲扩张,黄斑区色素变动(图 6-41)。

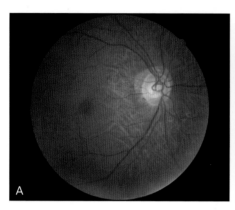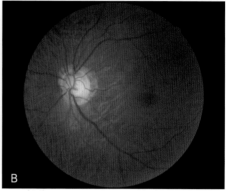

图 6-41　先证者眼底彩照
A、B. 双眼豹纹状眼底,视盘边界清,色正,网膜血管未见明显迂曲扩张,黄斑中心凹色素变动

　　辅助检查:后节 OCT 提示右眼视盘颞侧玻璃体后脱离,黄斑中心凹椭圆体带/嵌合体带异常高反光(图 6-42A),左眼黄斑中心凹椭圆体带/嵌合体带异常高反光(图 6-42B),双眼盘周 RNFL 正常(图 6-43)。视野检查提示先证者右眼中心偏颞侧暗点与生理盲点相连(图 6-44A),左眼中心暗点与生理盲点相连(图 6-44B)。色盲本检查提示红绿色盲。

　　初步诊断:中毒性视神经病变,乙胺丁醇中毒

　　基因检测:m.11778G>A 和 m.14325T>C

　　诊断思路:中老年男性,服用乙胺丁醇后双眼无痛性视力下降,初诊时拟诊为"乙胺丁醇中毒性视神经病变",立即停用乙胺丁醇,辅以营养神经类药物治疗 6 周,视力未恢复。乙胺丁醇具有眼毒性,极少数患者大剂量服用乙胺丁醇后会出现可逆性视力下降,停药后视力会有所恢复。本病例中,患者发病年龄大,眼底未见明显异常,盘周神经纤维层未见明显增厚或萎缩,不符合 LHON 的典型表现,初步诊断为"乙胺丁醇中毒性视神经病变",但患者停药 6 周后视力仍未恢复,主诊医师考虑可能存在其他致病原因,故转至我室行线粒体相关基因检测,发现患者携带 m.11778G>A 和 m.14325T>C 双突变。如第三章所述,LHON 存在不完全外显的特征,即携带者不一定会发病,国外已有文献报道吸烟、饮酒、服用药物(如乙胺丁醇)均为 LHON 诱因。本例患者视力下降可能是药物毒性以及基因突变的双重作用。

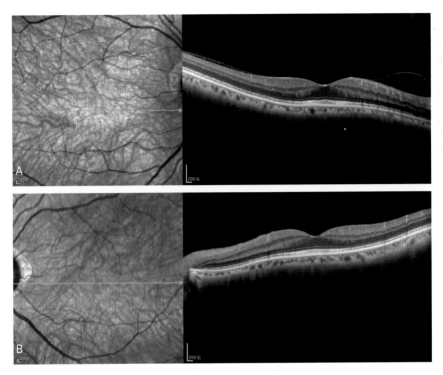

图 6-42　先证者黄斑部 OCT 检查结果

A. 右眼视盘颞侧玻璃体后脱离, 黄斑中心凹椭圆体带 / 嵌合体带异常高反光; B. 左眼黄斑中心凹椭圆体带 / 嵌合体带异常高反光

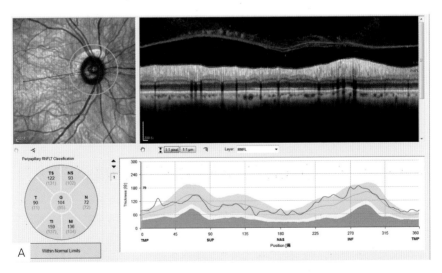

图 6-43　先证者盘周 OCT 检查结果

A. 右眼盘周 RNFL 正常

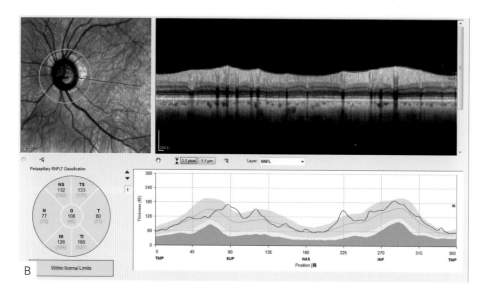

图 6-43（续）

B. 左眼盘周 RNFL 正常

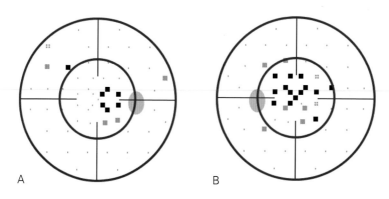

图 6-44   先证者视野检查结果

A. 右眼中心偏颞侧暗点与生理盲点相连；B. 左眼中心暗点与生理盲点相连

病例 10   非典型 LHON 病例，眼底寄生虫感染不除外

患者男性，16 岁，双眼突发视物不清 5 个月，左眼重，否认眼痛，否认外伤史。

既往史及家族史：唇裂，余既往体健，否认家族中有类似病史（家系图见图 6-45）。

眼科检查：最佳矫正视力右眼 0.01，左眼眼前指

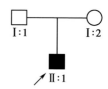

图 6-45   病例 10 家系图

数;双眼角膜清,前房深,双瞳孔等大,直径 5mm,对光反射迟钝,晶状体透明;右视盘界清,色正,视盘颞上方网膜色素变动,颞上分支动脉处可见一约 1/4PD 白色椭圆形物,黄斑区辐辏样改变(图 6-46A),左视盘界清,颞侧色淡白,黄斑区 1.5PD 片状增殖膜(图 6-46F)。

辅助检查:后节 OCT 提示右眼黄斑前膜,左眼黄斑前膜伴水肿。FFA 示右眼静脉期视盘边界清晰,动静脉充盈无迟缓,距视盘约 1PD 颞上分支动脉处

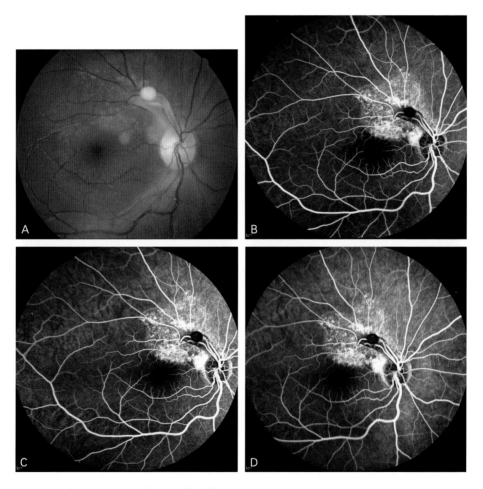

图 6-46　先证者眼底照相与 FFA 检查结果

A. 右眼视盘界清,色正,视盘颞上方网膜色素变动,颞上分支动脉处可见一约 1/4PD 白色椭圆形物,黄斑区辐辏样改变;B、C. 右眼 FFA 静脉期表现为视盘边界清晰,动静脉充盈无迟缓,距视盘约 1PD 颞上分支动脉处可见约 1/4PD 大小类圆形网膜前遮蔽荧光,其周围见条状稍弱荧光,上述病变下区域可见 2PD×3PD 大小片状斑驳样透见荧光;D. 右眼 FFA,随时间推移,遮蔽荧光内见稍强荧光,拱环结构完整

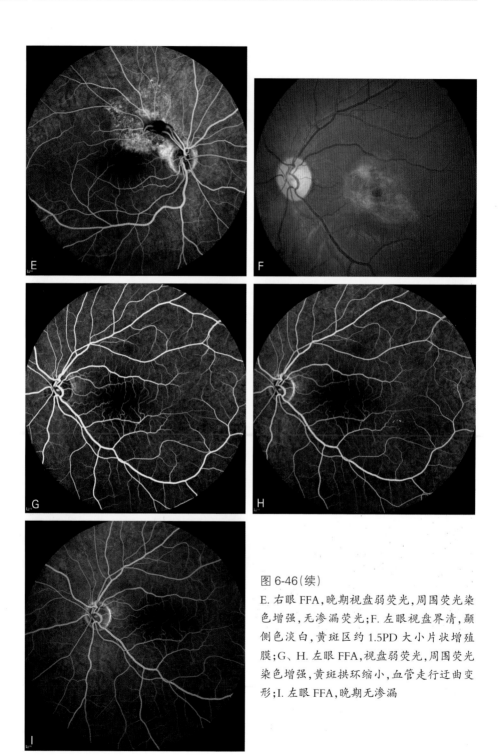

图 6-46(续)

E. 右眼 FFA, 晚期视盘弱荧光, 周围荧光染色增强, 无渗漏荧光; F. 左眼视盘界清, 颞侧色淡白, 黄斑区约 1.5PD 大小片状增殖膜; G、H. 左眼 FFA, 视盘弱荧光, 周围荧光染色增强, 黄斑拱环缩小, 血管走行迂曲变形; I. 左眼 FFA, 晚期无渗漏可见约 1/4PD 大小类圆形网膜前遮蔽荧光,其周围见条状稍弱荧光,上述病变下区域可见 2PD×3PD 大小片状斑驳样透见荧光(图 6-46B、C);随时间推移,遮蔽荧光内见稍强荧光,拱环结构完整(图 6-46D);晚期视盘弱荧光,周围荧光染色增强,无渗漏荧光(图 6-46E)。左眼视盘弱荧光,周围荧光染色增强,黄斑拱环缩小,血管走行迂曲变形(图 6-46G、H);晚期无渗漏(图 6-46I)。影像诊断为右眼增殖性视网膜皱襞、右眼寄生虫感染性视网膜病变待排、左眼黄斑前膜、双眼视神经炎可能。PVEP 右眼 P100 波潜伏期延长,振幅重度降低,左眼近似无波形。FVEP 双眼主波振幅降低,左眼为著。

初步诊断:双眼陈旧性局限性视网膜脉络膜炎

　　　　　　双眼视神经病变,LHON 待排

基因检测:m.11778G>A

诊断思路:青少年男性,双眼突发视力下降,通过眼科检查发现患者双眼视网膜病变,但无法解释左眼部分视神经萎缩的体征,考虑患者为青少年男性,急性起病,FFA 视盘无荧光渗漏,首先考虑 LHON 可能,在本室通过基因检测发现患者 m.11778G>A。LHON 目前虽无有效治疗方法,但明确诊断后可指导患者预后。

病例 11　非典型 LHON 病例,视神经炎不除外

患者男性,18 岁。双眼无痛性视力下降 3 个月,激素治疗 15 天,疗效差。

既往史及家族史:既往体健,否认家族中有类似病史(家系图如图 6-47 所示)。

眼科检查:双眼最佳矫正视力 0.03,双眼角膜清,前房深,双瞳孔等大,直径 6mm,对光反射迟钝,晶状体透明,双眼视盘边界不清,色稍红,盘周苍白性水肿,网膜血管未见明显迂曲,黄斑中心凹反光可见(图 6-48)。

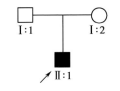

图 6-47　病例 11 家系图

辅助检查:后节 OCT 提示双眼黄斑区结构形态未见明显异常,双眼盘周 RNFL 明显增厚(图 6-49)。PVEP 双眼 P100 波潜伏期正常,右眼振幅明显下降,左眼振幅正常。视野提示先证者双眼生理盲点扩大,右眼重。荧光素眼底血管造影示双眼视盘荧光素渗漏,后期视盘荧光素染色,边界模糊。头颅 CT/MRI 平扫、眼眶 MRI 平扫未见明显异常。色盲本检查提示红绿色盲。

初步诊断:双眼视神经病变,性质待查

基因检测:m.11778G>A

诊断思路:青少年男性,无明显诱因双眼无痛性视力下降,双眼盘周水肿

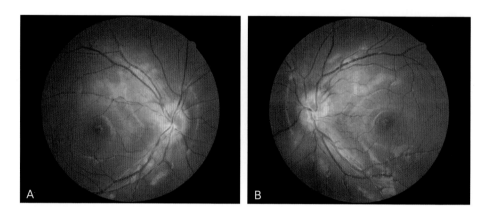

图 6-48　先证者眼底彩照

A、B. 双眼视盘边界不清,色稍红,盘周苍白性水肿,网膜血管未见明显迂曲,黄斑中心凹反光可见

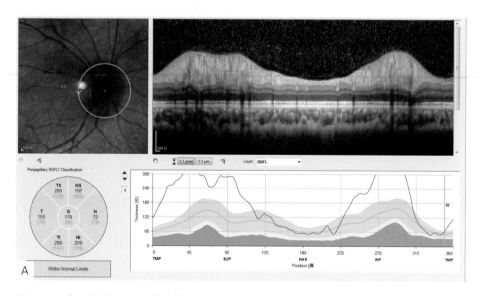

图 6-49　先证者盘周 OCT 检查结果

A. 右眼盘周 RNFL 明显增厚

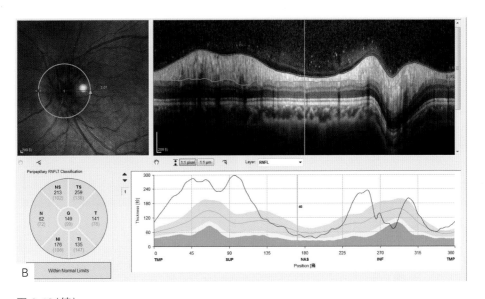

图 6-49（续）

B. 左眼盘周 RNFL 明显增厚

明显,患者及其家属否认视神经病变家族史,外院拟诊为"视神经炎"予以激素治疗,疗效差。通过基因检测发现先证者 m.11778G>A 突变,此病例提示我们散发患者,眼底视盘水肿明显,仅通过眼科常规辅助检查很难与视神经炎症相鉴别,基因检测是诊断 LHON 的金标准。

病例 12 非典型 LHON 病例,外伤性视神经萎缩不除外

患者男性,7 岁。右眼被石头砸伤后双眼视力下降 9 天。

既往史及家族史:既往体健。患者母亲(Ⅰ:2)18 岁时突发双眼视力下降,双眼最差视力为 0.1,曾服用中药一年,针灸治疗 3 个月,自觉视力有恢复,现最佳矫正视力右眼 0.8,左眼 0.6(眼底见图 6-52)。患者姐姐(Ⅱ:1)2 岁时左眼外斜,7 岁时突发双眼视力下降,最差视力右眼 0.8,左眼 0.02,未治疗,现最佳矫正视力右眼 0.8,左眼 0.3,患者姐姐曾在我室行 LHON 相关基因检测,发现 m.11778G>A(家系图见图 6-50)。

眼科检查:最佳矫正视力右眼 0.3,左眼 0.25;双眼角膜清,前房深,右眼瞳孔直径 6mm,对光反射迟钝,左眼瞳孔直径 4mm,直接对光反射灵敏,右眼视盘界清色淡,颞侧甚,视盘鼻侧约 1/2PD 片状出血灶,

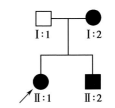

图 6-50 病例 12 家系图

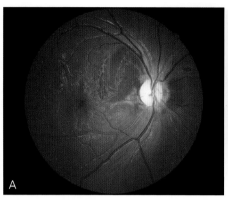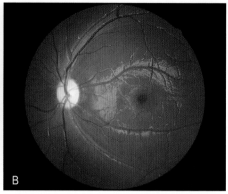

图 6-51　先证者眼底彩照

A. 右眼视盘边界清,色苍白,视盘鼻侧约 1/2PD 片状出血灶,颞侧约 4PD 片状出血灶,视网膜动脉细,黄斑区辐辏样改变;B. 左眼视盘界清色淡,颞侧甚,视网膜动脉细,黄斑中心凹反光存

颞侧约 4PD 片状出血灶,视网膜动脉细,黄斑区辐辏样改变(图 6-51A);左眼眼视盘界清色淡,颞侧甚,视网膜动脉细,黄斑中心凹反光存(图 6-51B)。

　　辅助检查:后节 OCT 提示右眼黄斑鼻侧 RPE 层与椭圆体带 / 嵌合体带层异常中等反射,左眼黄斑区结构未见明显异常。双眼视盘颞侧、颞上及颞下象限 RNFLD。Lanthony D-15 色觉检查提示双眼绿和蓝色觉异常。

　　初步诊断:右眼钝挫伤,眼底出血
　　　　　　　双眼视神经病变,LHON 待排
　　基因检测:m.11778G>A

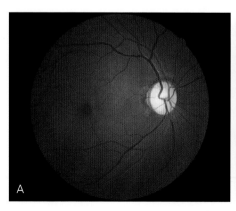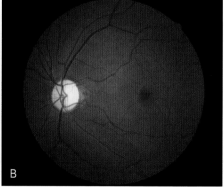

图 6-52　患者母亲(Ⅰ:2)眼底彩照

A、B. 双眼视盘界清色苍白,网膜血管未见迂曲扩张,黄斑中心凹反光可见

诊断思路:青少年男性,单眼被石头砸伤后出现双眼视力下降,通过询问家族史发现先证者姐姐为 LHON 患者(图6-53),对患者进行基因检测发现其与姐姐携带相同致病突变,在该家系中患者姐姐和母亲视力均有不同程度的恢复,正如第三章所述部分 LHON 患者视力可自限性恢复,视力恢复可能在最初视力丧失后的 6 个月至 1 年内逐渐发生,甚至在发病后 2 至 10 年中突然发生,不同突变位点所致 LHON 视力恢复率存在差异。

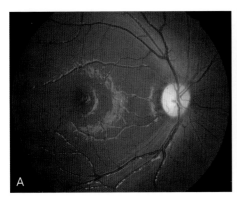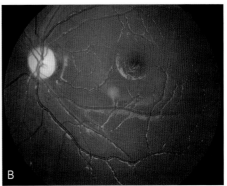

图 6-53　患者姐姐(Ⅱ:1)眼底彩照
A、B. 双眼视盘界清,颞侧色苍白,网膜血管未见迂曲扩张,黄斑中心凹反光可见

病例 13　典型 ADOA

患者男性,7 岁,家长发现患儿双眼视力差 1 年。

既往史及家族史:既往体健,先证者父亲、姑姑视力差(家系图见图 6-54)。

眼科检查:最佳矫正视力双眼 0.4;双眼角膜透明,前房中深,房水清晰,瞳孔圆,直径 4mm,直接对光反射存在,RAPD-,晶状体透明;双眼视盘边界清晰,颞侧色淡,C/D 约 0.3,视网膜血管走行正常,乳头黄斑束神经纤维薄变,黄斑中心凹反光清晰(图 6-55)。

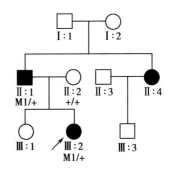

图 6-54　病例 13 家系图

辅助检查:后节 OCT 提示双眼黄斑区结构形态未见明显异常,双眼视盘颞侧弥漫性神经纤维层薄变,鼻侧神经纤维层厚度尚可(图 6-56)。PVEP 示双眼 P100 波潜伏期正常,振幅降低。

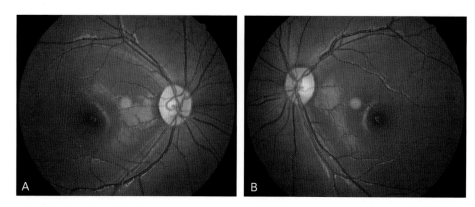

图 6-55 先证者眼底彩照

A、B. 双眼视盘界清,色淡白,颞侧稍重,乳头黄斑束薄变

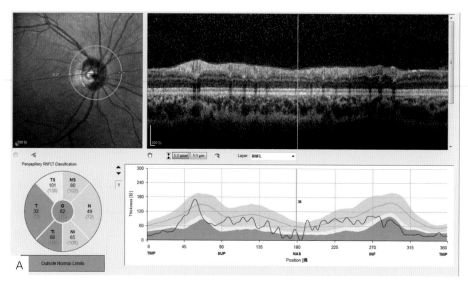

图 6-56 先证者 OCT 检查结果

A. 右眼视盘颞侧及颞下方 RNFLD,颞上方 RNFL 处于边缘值

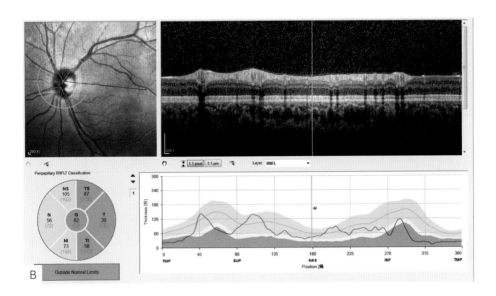

图 6-56（续）

B. 左眼颞侧、颞上及颞下 RNFLD

初步诊断：双眼视神经萎缩，性质待查

基因检测：先证者 *OPA1* 基因存在一个杂合剪接位点突变（c.784-3C>A），共分离结果显示先证者父亲携带相同突变，其父眼底表现为视盘边界清晰，颞侧色苍白，鼻侧色淡，弥漫性乳头黄斑束神经纤维薄变，视网膜动脉稍变细，黄斑中心凹反光不清（图 6-57）。

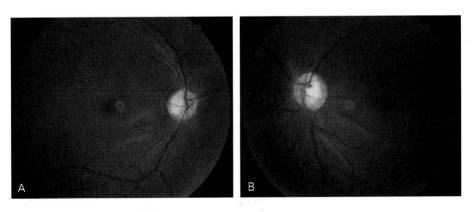

图 6-57　先证者父亲眼底彩照

A、B. 双眼视盘边界清晰，色淡白，颞侧重，弥漫性 RNFLD

诊断思路:学龄期儿童,无明显诱因双眼视力下降。先证者父亲及姑姑有类似病史。先证者眼底示双眼对称,表现为部分视神经萎缩。通过明确的常染色体显性遗传家族史及眼底表现不难与其他视神经病相鉴别,应首先考虑ADOA并行基因检测予以确诊,一旦确诊ADOA,可酌情服用视神经保护药物,随诊视力眼底变化。

病例14 "母系遗传"家族史的ADOA患者

患者男性,22岁,双眼视力差无法矫正19年。

既往史及家族史:既往体健,先证者母亲、舅舅视力差。母亲最佳矫正视力0.1/0.1(家系图如图6-58所示)。

眼科检查:双眼最佳矫正视力为0.25;双眼角膜透明,前房中深,房水清晰,瞳孔圆,直径4mm,直接对光反射存在,右眼RAPD+,左眼RAPD-,晶状体透明。双眼视盘边界清晰,视盘鼻侧色正,颞侧色淡、苍白,C/D约0.5,视网膜血管走行正常,乳头黄斑束神经纤维薄变,黄斑中心凹反光弥散(图6-59)。

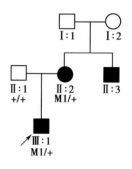

图6-58　病例14家系图

辅助检查:后节OCT提示双眼黄斑区结构形态未见明显异常,右眼视盘颞侧、上方、鼻侧及颞下神经纤维层薄变,左眼视盘颞侧、颞上、颞下鼻侧神经纤维层薄变。PVEP示双眼P100波峰时延迟,振幅

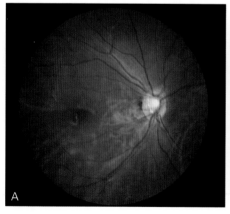
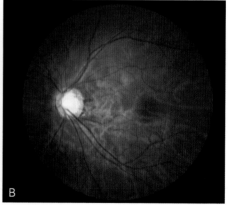

图6-59　先证者眼底彩照

A、B. 双眼视盘界清,颞侧色苍白,乳头黄斑束神经纤维薄变

轻度降低。视野：双眼旁中心暗点。Farnsworth D-15 色觉示双眼异常无特异（图 6-60）。

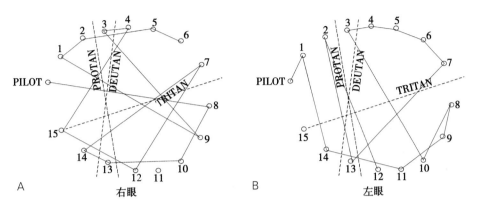

图 6-60 先证者 Farnsworth D-15 色觉检查结果
A、B. 双眼色觉异常但无特异性

初步诊断：双眼视神经病变，LHON 待排

基因检测：先证者 *OPA1* 基因存在一个杂合无义突变（c.2734G>T，p.E912X）；共分离结果显示先证者母亲携带相同突变，其母眼底表现为双豹纹状眼底，双眼视盘边界清晰，视盘颞侧色苍白，弥漫性 RNFLD（图 6-61），Farnsworth D-15 色觉示双眼异常无特异（图 6-62）。

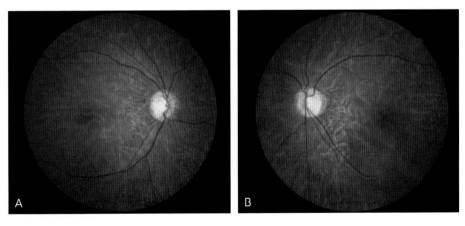

图 6-61 先证者母亲眼底彩照
A、B. 双眼视盘界清，鼻侧色淡颞侧色苍白，弥漫性 RNFLD

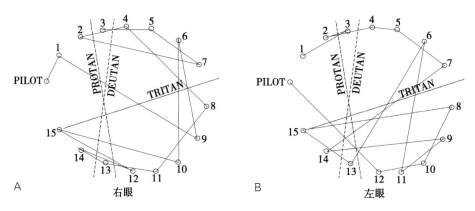

图 6-62　先证者母亲 Farnsworth D-15 色觉检查结果
A、B. 双眼色觉异常无特异性

诊断思路:青年男性,3 岁出现双眼视力下降,该家系以可疑 LHON 来我室就诊,此家系遗传方式既符合母系遗传也不能排除常染色体显性遗传,且先证者青壮年就诊,故常首先考虑为 LHON,但线粒体 DNA 检测未发现致病突变,后通过 *OPA1* 基因检测证实此家系为 ADOA 家系。虽然这两种视神经萎缩目前尚无有效的治疗方式,但 LHON 与 ADOA 的遗传方式截然不同,且其视力损伤的程度也不同,因此明确诊断可为患者及家系成员提供准确的遗传咨询。

病例 15　散发 ADOA 患者

患者男性,45 岁,双眼视力逐渐下降 3 个月。

既往史及家族史:既往体健,否认家族中有类似病史(家系图见图 6-63)。

眼科检查:最佳矫正视力右眼 0.05,左眼 0.1;双眼角膜透明,前房中深,房水清晰,瞳孔圆,直径 4mm,直接对光反射存在,RAPD−,晶状体皮质轻度混浊,双眼视盘边界清晰,色略淡黄,C/D 约 0.3,视网膜血管走行正常,豹纹眼底,神经纤维层看不清,黄斑区色素变动(图 6-64)。

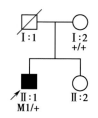

图 6-63　病例 15 家系图

辅助检查:后节 OCT 提示双眼黄斑区结构形态未见明显异常,双眼盘周神经纤维层未见明显薄变(图 6-65)。PVEP 示双眼三种空间频率 P100 峰时延迟,振幅值降低(图 6-66);FVEP 示双眼 P2 波峰时正常,振幅值降(图 6-67)。

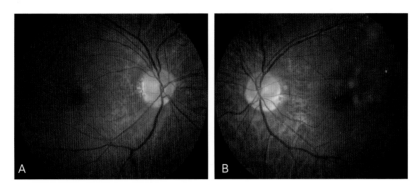

图 6-64　先证者眼底彩照

A、B. 双眼豹纹状眼底,视盘边界清晰,色淡黄,C/D 约 0.3,视网膜血管走行正常,黄斑区色素变动

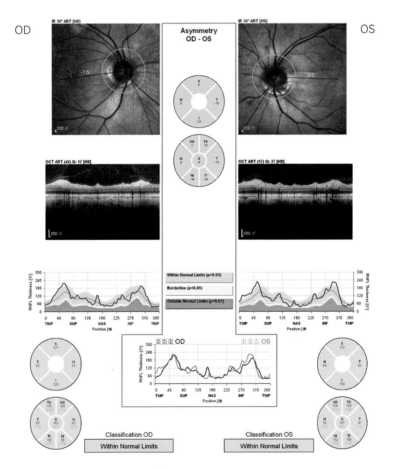

图 6-65　先证者盘周 OCT 检查结果

盘周 OCT 示双眼盘周 RNFL 未见明显薄变

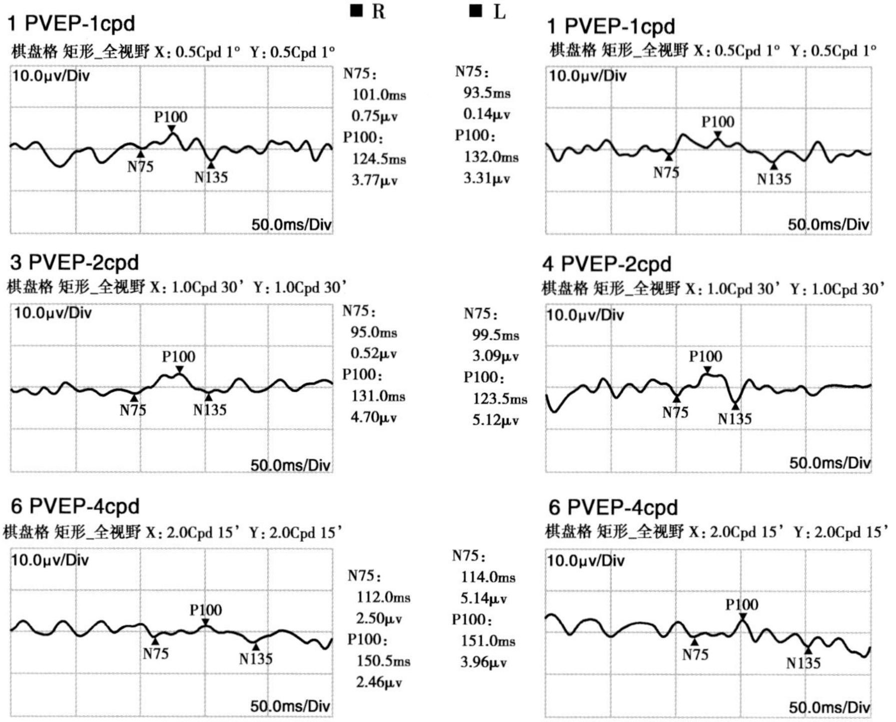

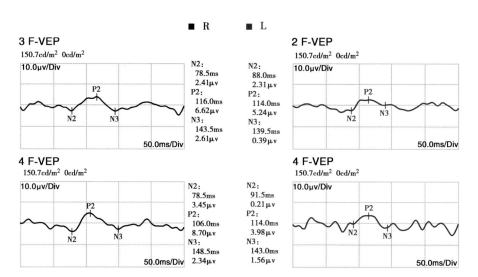

图 6-66 先证者 PVEP 检查结果

双眼三种空间频率 P100 峰时延迟,振幅值降低

图 6-67 先证者 FVEP 检查结果

双眼 P2 波峰时正常,振幅值降低

视野示双眼中心暗点与生理盲点相连,左眼重(图 6-68)。Farnsworth D-15 色觉示右眼色觉异常无特异(图 6-69A),左眼红色异常(图 6-69B)。

初步诊断:双眼视神经病变

基因检测:先证者 *OPA1* 基因存在一个杂合小片段缺失突变(c.2708_2711del TTAG p.V903Gfs*3),共分离结果显示先证者母亲不携带相同

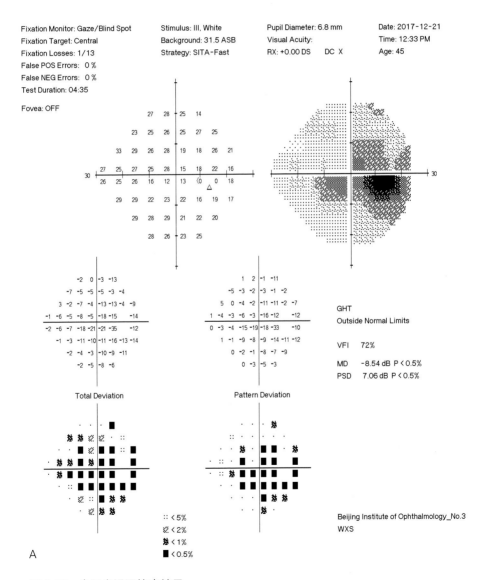

图 6-68 先证者视野检查结果

A. 右眼中心暗点与生理盲点相连

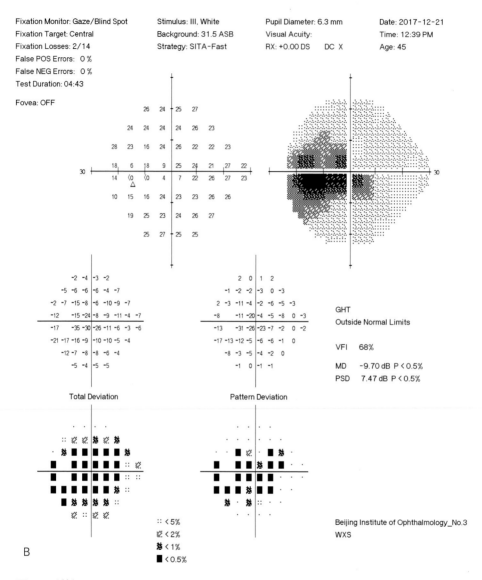

图 6-68（续）

B. 左眼中心暗点与生理盲点相连

突变,其父亲已逝无法进行共分离验证。

　　诊断思路:中年男性,慢性起病,无明显诱因双眼视力下降,该患者发病年龄较晚,无家族史,眼底表现不典型,很难通过常规眼科检查与其他原因所致视神经病变相鉴别,最终通过基因检测明确诊断。这就提示我们无明显诱因无痛性双眼视力下降,即使否认家族史也应行基因检测以免误诊、漏诊。

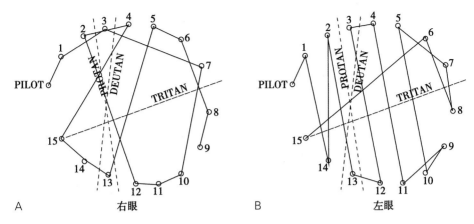

图 6-69 先证者 Farnsworth D-15 色觉检查结果
A. 右眼色觉异常无特异;B. 左眼红色异常

病例 16 不完全外显 ADOA 家系

患者男性,6 岁,家长发现患儿视力差 4 年余。

既往史及家族史:既往体健,否认家族中有类似病史(家系图如图 6-70 所示)。先证者父母双眼最佳矫正视力均为 1.0。

眼科检查:双眼最佳矫正视力 0.01;双眼角膜透明,前房中深,房水清晰,瞳孔圆,直径 4mm,直接对光反射存在,RAPD−,晶状体透明。双眼视盘边界清晰色淡,C/D 约 0.4,视网膜血管走行正常,黄斑中心凹反光可见(图 6-71)。由

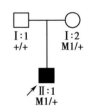

图 6-70 病例 16 家系图

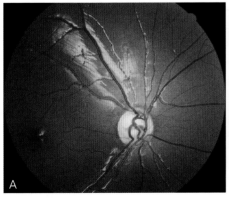
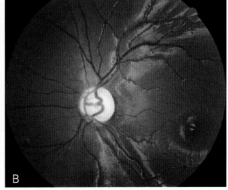

图 6-71 先证者眼底彩照
A、B. 双眼视盘界清,色淡后

于患者年龄小视力差,OCT 及色觉检查无法配合。

双眼视盘界清,色淡白

初步诊断:双眼视神经萎缩

基因检测:先证者(c.685T>C,p.Y229H),共分离结果显示先证者母亲携带相同突变,其母亲眼底像(图 6-72)、OCT(图 6-73)及色觉均未见异常(图 6-74)。

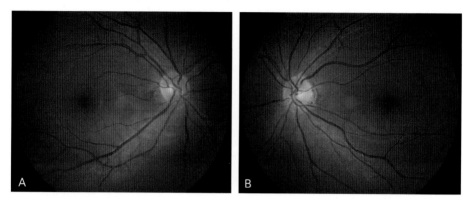

图 6-72　先证者母亲眼底彩照

A、B. 双眼视盘界清,色好,网膜血管走行好,黄斑中心凹反光存

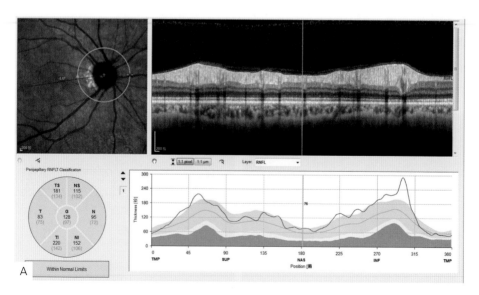

图 6-73　先证者母亲盘周 OCT 检查结果

A. 右眼视盘界清,色好,网膜血管走行好,黄斑中心凹反光存

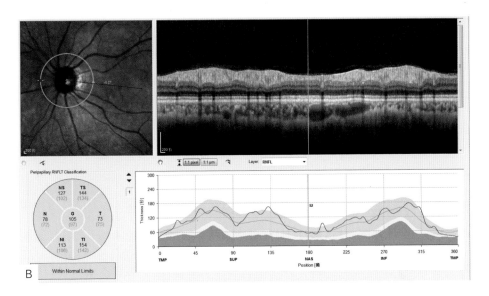

图 6-73（续）

B. 左眼视盘界清,色好,网膜血管走行好,黄斑中心凹反光存

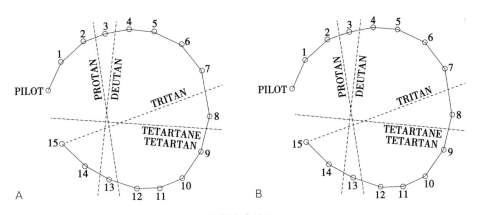

图 6-74 先证者母亲 Lanthony D-15 色觉检查结果

A、B. 双眼未见异常

诊断思路:学龄期儿童,无明显诱因双眼无痛性视力下降。患者及其家属否认家族史,行基因检测后发现先证者 *OPA1* 基因存在一个杂合错义突变,共分离验证发现其母亲(Ⅰ:2)携带相同突变,但先证者母亲眼底像、OCT 和 Lanthony D-15 色觉检查未见异常,如第四章所述此病例反映了 *OPA1* 基因突变不完全外显的特征。这就提示我们学龄期儿童无明显诱因双眼无痛性视力下降,即使否认家族史也应先行基因检测以免误诊、漏诊。

病例 17　中心视力正常的 ADOA 患者

患者女性,7 岁,家长发现患儿双眼外斜 5 个月,外院检查发现视神经萎缩,诊为"视神经炎",转诊本院进行基因检测。

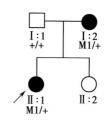

图 6-75　病例 17 家系图

既往史及家族史:既往体健,否认家族中有类似病史(家系图如图 6-75 所示)。患者母亲最佳矫正视力右眼 1.0,左眼 0.8,患者父亲双眼最佳矫正视力 1.0。

眼科检查:双眼最佳矫正视力 1.0;双眼交替性外斜不明显,双眼角膜透明,前房中深,房水清晰,瞳孔圆,直径 4mm,直接对光反射存在,RAPD−,晶状体透明。双眼视盘边界清晰,颞侧色苍白,相应处神经纤维层薄变,视网膜血管走行可,黄斑中心凹反光清晰(图 6-76)。

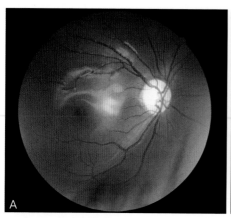
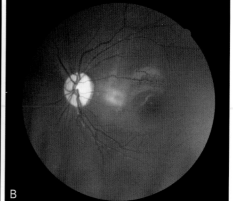

图 6-76　先证者眼底彩照

A、B. 双眼视盘边界清晰,颞侧色淡

辅助检查:后节 OCT 提示双眼黄斑区结构形态未见明显异常,右眼颞上及下方神经纤维层薄变,左眼上方、颞侧及颞下神经纤维层薄变(图 6-77)。Lanthony D-15 色觉示右眼蓝色觉异常,左眼蓝、黄蓝色觉异常。

初步诊断:屈光不正

　　　　　　双眼视神经萎缩

基因检测:先证者 OPA1 基因存在一个杂合小片段插入突变(c.2226_2227insT,p.A743Cfs*18),共分离结果显示先证者母亲携带相同突变。

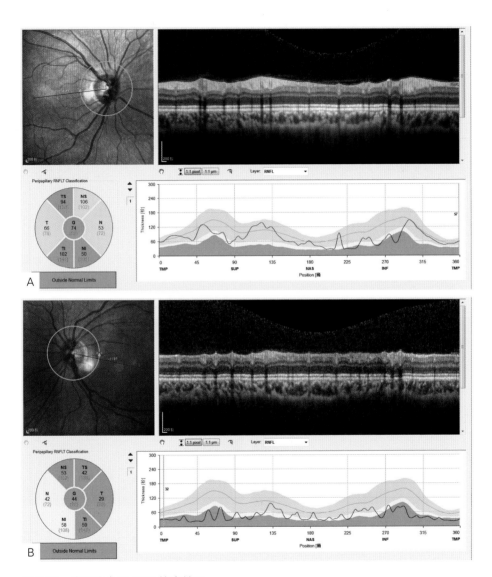

图 6-77　先证者盘周 OCT 检查结果

A. 右眼视盘颞上及下方 RNFLD；B. 左眼视盘上方、颞侧及颞下 RNFLD

诊断思路:学龄期儿童,因斜视就诊,眼底检查发现患儿双眼视神经萎缩,OCT 检查发现患儿盘周神经纤维层萎缩或薄变,但中心视力无明显下降。通过基因检测发现患儿 *OPA1* 基因存在一个杂合小片段插入突变,*OPA1* 基因不同突变所致 ADOA 患者表型即视力损伤程度各不相同,这就提示我们儿童无法解释的视神经萎缩应行基因检测寻找病因。

病例 18　合并有听力异常的 ADOA-DOA plus

患者男性,13 岁,听力异常 10 年,视力下降 4 年。

既往史及家族史:既往体健,否认家族中有类似病史(家系图如图 6-78 所示)。

眼科检查:双眼最佳矫正视力右眼 0.1,左眼 0.2;双眼瞳孔圆,直径 4mm,直接对光反射存在,RAPD−,晶状体透明。双眼视盘边界清晰,鼻侧色淡,颞侧色苍白,相应处神经纤维层薄变,视网膜血管走行可,黄斑中心凹反光清晰(图 6-79)。

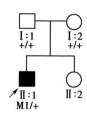

图 6-78　病例 18 家系图

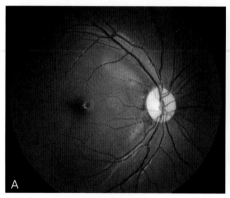
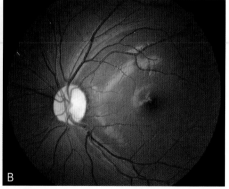

图 6-79　先证者眼底彩照

A、B. 双眼视盘边界清晰,鼻侧色淡,颞侧色苍白,相应处 RNFLD

辅助检查:后节 OCT 提示双眼黄斑区结构形态未见明显异常,双眼盘周各象限 RNFLD。纯音测听:双耳骨导气导各频次均有降低,提示感音性耳聋(图 6-80)。声导抗:双耳鼓室结构正常,镫骨肌反射消失,提示感音性耳聋(图 6-81)。

初步诊断:双眼视神经萎缩,ADOA 可能性大

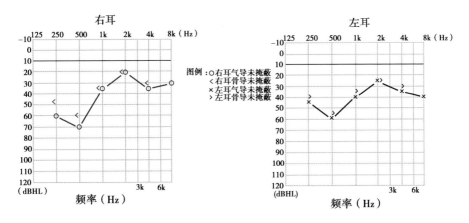

图 6-80 　先证者纯音测听提示双耳感音性耳聋

鼓室图测试

测试耳	曲线类型	鼓室压力（daPe）	声顺（ml）	外耳道容积（ml）	宽度（daPe）
右耳	A	−15	0.4	0.9	0.4
左耳	A	−20	0.3	1.0	0.4

镫骨肌声反射

测试耳		声反射阈（dB HL）				声反射衰减
		500Hz	1 000Hz	2 000Hz	4 000Hz	
右耳	同侧	NR				
	对侧	NR				
左耳	同侧	NR				
	对侧	NR				

图 6-81 　先证者声导抗提示双耳感音性耳聋

　　基因检测:先证者 *OPA1* 基因存在一个杂合错义突变(c.1202G>A, p.G401D),共分离结果显示该突变为自发突变。

　　诊断思路:青少年男性,慢性起病,无明显诱因听力异常合并双眼视力下降,否认家族史,眼底表现为双眼视神经萎缩,听力检查结果为感音性耳聋,符合 DOA plus 的临床表现,即由 *OPA1* 基因突变导致视神经萎缩伴眼外表现的统称。通过基因检测发现患儿 *OPA1* 基因存在一个杂合错义突变。

病例 19　具有 OCT 特殊表现的 ADOA 患者

患者男性,15 岁,双眼视力下降 11 年,自觉伴听力下降。

既往史及家族史:既往体健,否认家族中有类似病史(家系图如图 6-82 所示)。

眼科检查:双眼最佳矫正视力 0.05;双眼瞳孔圆,直径 4mm,直接对光反射存在,RAPD-,晶状体透明。双眼视盘边界清晰,颞侧色苍白,视网膜动脉稍细,乳头黄斑束神经纤维缺损,黄斑中心凹反光可见(图 6-83)。

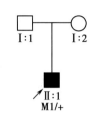

图 6-82　病例 19 家系图

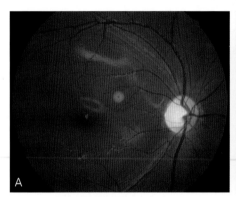
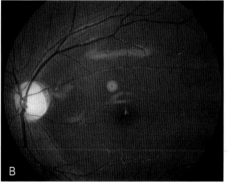

图 6-83　先证者眼底彩照

A、B. 双眼视盘边界清晰,色白,颞侧甚,乳头黄斑束神经纤维萎缩,视网膜动脉变细,黄斑中心凹反光清晰

辅助检查:后节 OCT:双眼黄斑中心凹鼻侧内核层散在小腔隙(图 6-84A、B),黄斑中心凹上方亦可见内核层劈裂腔隙(图 6-84C、D),右眼视盘颞上、颞下、颞侧及鼻侧 RNFLD,左眼视盘颞上、颞侧及颞下 RNFLD(图 6-85)。

初步诊断:双视神经萎缩,原因待查

基因检测:先证者 OPA1 基因存在一个杂合剪接位点突变(c.2496+1G>A),先证者父母拒绝提供血样,无法进行家系共分离验证。

诊断思路:青少年男性,4 岁出现视力下降,可疑听力异常,眼底表现为部分视神经萎缩,约 4% ADOA 患者 OCT 可见视网膜内核层小劈裂腔隙,成因尚不明确,此类散发患者需基因检测明确诊断。

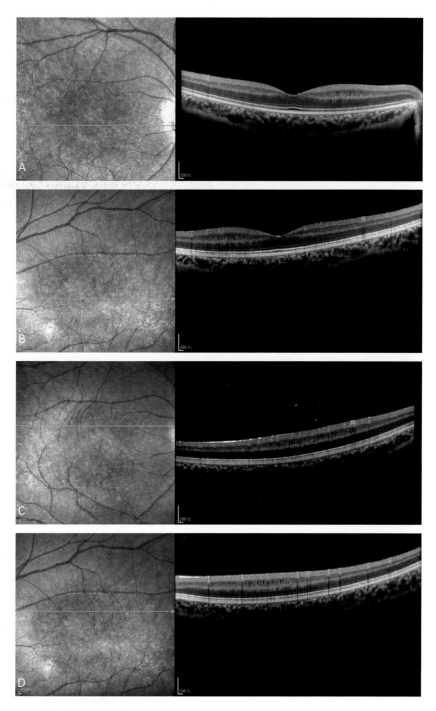

图 6-84 先证者后极部 OCT 检查结果

A~D. 双眼黄斑中心凹鼻侧及黄斑中心凹上方内核层散在小劈裂腔隙

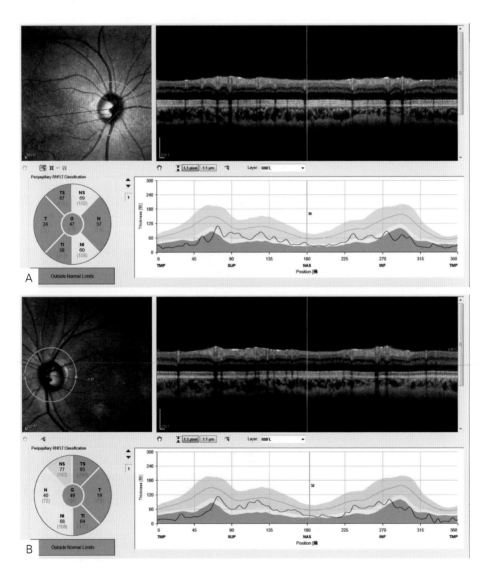

图 6-85　先证者盘周 OCT 检查结果

A、B. 双眼视盘颞侧弥漫性 RNFLD

病例 20　常染色体隐性遗传性视神经病变

患者男性，13岁，双眼视力下降2年。

既往史及家族史：既往体健，否认家族中有类似病史，父母姑舅亲（家系图如图6-86）。

眼科检查：最佳矫正视力右眼0.15，左眼0.2；双眼瞳孔圆，直径4mm，直接对光反射存在，RAPD−，晶状体透明。双眼视盘边界清晰，颞侧色苍白，视网膜血管未见明显迂曲扩张，乳头黄斑束神经纤维缺损，黄斑中心凹反光可见（图6-87）。

辅助检查：后节OCT：双眼黄斑中心凹形态结构未见异常（图6-88），双眼视盘颞侧RNFLD（图6-89）。

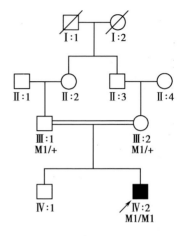

图 6-86　病例20家系图

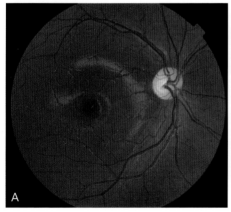
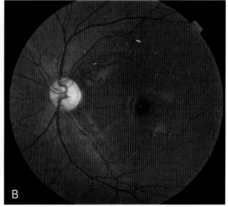

图 6-87　先证者眼底彩照

A、B. 双眼视盘边界清晰，颞侧色淡白，乳头黄斑束神经纤维萎缩，黄斑中心凹反光清晰

初步诊断：双眼视力下降原因待查

基因检测：先证者 TMEM126A 基因存在一个纯合错义突变（c.107C>T，p.S36L）共分离验证发现先证者父母为该突变位点的杂合携带者。

诊断思路：青少年男性，11岁出现双眼视力下降，既往体健，家系中有近亲婚配史，眼底表现为部分视神经萎缩，符合常染色体隐性遗传性视神经病变

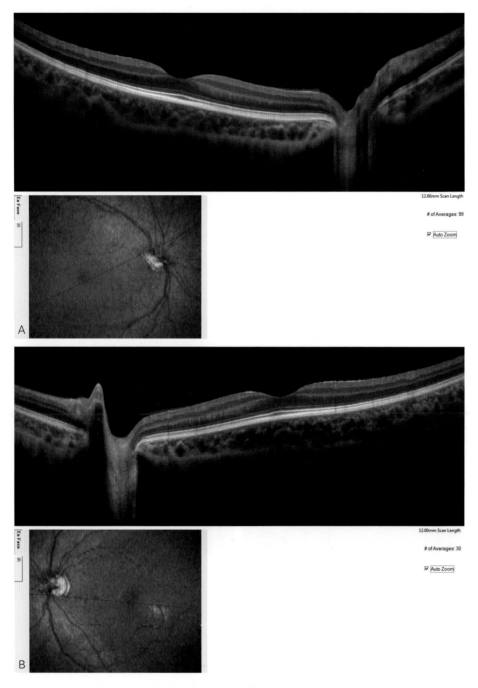

图 6-88　先证者后极部 OCT 检查结果

A、B. 双眼黄斑中心凹形态结构未见明显异常

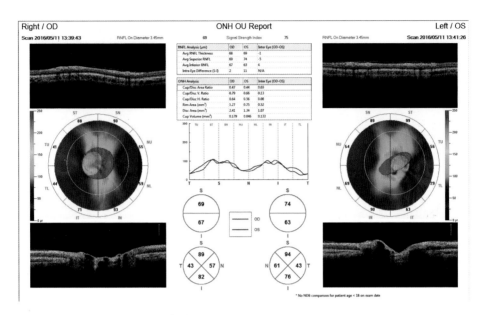

图 6-89　先证者盘周 OCT 检查结果
双眼视盘颞侧 RNFLD

特征。如第一章所述,视神经萎缩家族已知基因的染色体候选位点有 8 个,目前已克隆出 3 个基因——*OPA1*,*OPA3* 和 *TMEM126A*,本例患者的致病基因为 *TMEM126A*,*TMEM126A* 为常染色体隐性遗传,这就提示我们当患者家系中有近亲婚配史时应考虑检测该基因。

病例 21　Wolfram 综合征

患者女性,6 岁,双眼视力下降 6 个月,否认听力异常。

既往史及家族史:发现 1 型糖尿病 2 年,否认家族中有类似病史,否认近亲婚配史(家系图如图 6-90 所示)。

眼科检查:最佳矫正视力右眼 0.25,左眼 0.15;双眼瞳孔圆,直径 4mm,直接对光反射存在,RAPD-,晶状体透明。双眼视盘边界清晰,色苍白,视网膜动脉稍细,乳头黄斑束神经纤维缺损,黄斑中心凹反光可见(图 6-91)。

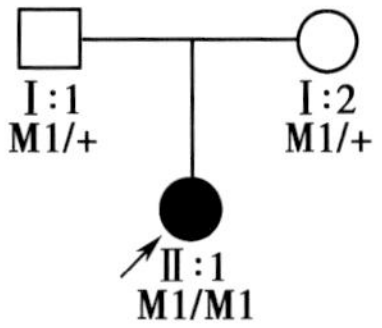

图 6-90　病例 21 家系图

遗传性视神经病变

中英文对照索引

Z